2014年　2019年

2021年
中国青少年烟草调查报告

中国疾病预防控制中心　编著

肖　琳　主编

人民卫生出版社

·北　京·

图书在版编目（CIP）数据

2021 年中国青少年烟草调查报告 / 中国疾病预防控
制中心编著；肖琳主编 . —北京：人民卫生出版社，
2024.5

ISBN 978-7-117-36354-9

Ⅰ. ①2… Ⅱ. ①中…②肖… Ⅲ. ①青少年 －烟草 －
调查报告 －中国 －2021 Ⅳ. ①R163.2

中国国家版本馆 CIP 数据核字（2024）第 101355 号

| 人卫智网 | www.ipmph.com | 医学教育、学术、考试、健康，购书智慧智能综合服务平台 |
| 人卫官网 | www.pmph.com | 人卫官方资讯发布平台 |

2021 年中国青少年烟草调查报告

2021 Nian Zhongguo Qingshaonian Yancao Diaocha Baogao

编　　著：中国疾病预防控制中心
主　　编：肖　琳
出版发行：人民卫生出版社（中继线 010-59780011）
地　　址：北京市朝阳区潘家园南里 19 号
邮　　编：100021
E - mail：pmph @ pmph.com
购书热线：010-59787592　010-59787584　010-65264830
印　　刷：北京顶佳世纪印刷有限公司
经　　销：新华书店
开　　本：889×1194　1/16　印张：7.5
字　　数：181 千字
版　　次：2024 年 5 月第 1 版
印　　次：2024 年 6 月第 1 次印刷
标准书号：ISBN 978-7-117-36354-9
定　　价：79.00 元

《2021年中国青少年烟草调查报告》
编委会

主　　编　肖　琳

副 主 编　刘世炜

编写人员　曾新颖　邸新博　孟子达　谢　莉

　　　　　　刘　影　潘俊霞　刘文昭　苏　琦

前　言

预防青少年吸烟是保护青少年身心健康和控制烟草流行的关键措施,是实现《健康中国行动(2019—2030 年)》控烟行动目标的重要途径。一直以来,特别是 2006 年世界卫生组织《烟草控制框架公约》在中国正式生效以来,中国政府认真履行职责,高度重视学校控烟工作,国家相关部委相继出台了多项控烟政策,主要包括:2010 年教育部和卫生部联合下发通知要求加强学校控烟工作,中小学校室内及校园应全面禁烟;2014 年教育部再次印发了《教育部关于在全国各级各类学校禁烟有关事项的通知》;2015 年新修订的《中华人民共和国广告法》明确规定禁止向未成年人发布任何形式的烟草广告;2018 年国家市场监督管理总局和国家烟草专卖局发布《关于禁止向未成年人出售电子烟的通告》;2019 年国家卫生健康委、中宣部、教育部等八部门联合印发了《关于进一步加强青少年控烟工作的通知》;2021 年新修订的《中华人民共和国未成年人保护法》正式生效,规定学校、幼儿园周边不得设置电子烟的销售网点,禁止向未成年人销售电子烟。

此外,国家卫生健康委还牵头在全国开展了形式多样的针对青少年的控烟宣传和健康教育活动,营造了青少年控烟的良好氛围,比如:在中小学健康教育课程中介绍烟草对健康的危害以及拒绝烟草的技巧,传播青少年控烟核心信息;举办青少年"拒吸第一支烟"签名活动;"我要告诉你,因为我爱你"烟草健康警示图形巡展;"青春很贵,烟草不配"和"保护青少年,远离传统烟草产品和电子烟"主题宣传活动;开展"绘少年力量,画无烟未来"控烟绘画比赛,以及大量的控烟媒体宣传活动。

开展青少年烟草流行监测,连续获得全国代表性并具国际可比性的青少年烟草使用关键数据,是《烟草控制框架公约》的要求,也是全面推动控烟工作的重要内容,更是控烟政策制定、修订和效果评价的重要基础。2014 年,在中央补助地方健康素养促进项目支持和世界卫生组织资助下,中国疾病预防控制中心首次在我国 31 个省(自治区、直辖市)的 336 个区、县、市、旗(监测点)开展了兼具全国和省级代表性的青少年(初中生)烟草调查。作为全球青少年烟草调查(GYTS)的一部分,该调查使用全球统一的标准抽样设计、调查问卷和调查方法。2019 年,按照国家卫生健康委的工作部署,在中央财政转移支付地方卫生健康项目的支持下,中国疾病预防控制中心再次在我国 31 个省(自治区、直辖市)的 347 个监测点开展了全国青少年烟草调查。与 2014 年调查相比,该调查除增加了高中生(普通高中和职业高中),抽样设计和调查方法完全相同。

2021 年,按照国家卫生健康委的工作部署,在中央财政转移支付地方卫生健康项目的支持下,中国疾病预防控制中心继续在 31 个省(自治区、直辖市)(不包括港、澳、台地区)的 317 个监测点开展了第三次全国青少年烟草调查,抽样设计和调查方法与2019年完全相同。连续获得兼具全国和省级代表性以及国际可比的青少年烟草流行数据,为政府决策、推动控烟相关立法修法和开展学校控烟活动提供了有力支撑。

　　本报告是此次调查的主要发现,系统全面地阐述了2021年我国青少年烟草使用、电子烟使用、烟草依赖与戒烟、二手烟暴露、烟草制品获得与价格、控烟宣传和烟草广告促销、对烟草的认知与态度等内容。希望本报告能最大程度地为政府决策、科学研究、工作开展等提供真实、可靠的数据参考,并转化为我国青少年控烟和控烟履约工作的有力工具。

编　者

2023 年 12 月

目　　录

1 摘　　要

按照国家卫生健康委的工作部署,在基本公共卫生服务项目重大疾病与健康危险因素监测项目的支持下,中国疾病预防控制中心组织实施了 2021 年中国青少年烟草调查。本次调查采用多阶段分层整群随机抽样方法,覆盖我国 31 个省(自治区、直辖市)的 317 个区、县、市、旗(监测点),共 936 所初中 2 798 个班级的 141 195 名初中生和 891 所高中(含 254 所职业高中,以下简称"职高")2 655 个班级的 139 620 名高中生参与调查,分别回收问卷 136 296 和 132 954 份,应答率分别为 96.5% 和 95.2%,总体应答率 95.9%。调查内容包括:烟草使用、电子烟、烟草依赖与戒烟、二手烟暴露、烟草制品获得与价格、控烟宣传和烟草广告促销、对烟草的认知和态度等。数据清洗后采用基于复杂抽样设计的加权法对数据进行加权分析,主要结果如下。

1.1 烟草使用

16.7% 的中学生尝试吸过卷烟,男生(23.2%)高于女生(9.5%),农村(18.5%)高于城市(14.5%)。在尝试吸过卷烟的中学生中,13 岁及之前尝试的比例为 66.1%。吸烟场所报告最多的是家里、学校和朋友家时,占 66.8%。中学生现在卷烟使用率为 4.7%,男生(7.1%)高于女生(1.9%),农村(5.3%)高于城市(3.9%)。

初中生现在吸卷烟率为 3.3%,男生(4.5%)高于女生(1.9%),农村(4.1%)高于城市(2.3%),初三(4.4%)高于初二(3.4%),初二高于初一(2.2%)。现在吸卷烟者过去 30 天内吸卷烟超过 20 天的占 0.6%,每天吸超过 20 支的占 4.2%。12.9% 的初中生尝试吸过卷烟,男生(17.0%)高于女生(8.1%),农村(15.1%)高于城市(10.4%)。81.9% 的初中生报告尝试吸卷烟发生在 13 岁及以前,吸烟场所主要是家里、朋友家和学校。

高中生现在吸卷烟率为 6.5%,男生(10.9%)高于女生(1.9%),职高(12.1%)高于普高(4.2%)。现在吸卷烟者过去 30 天内吸卷烟超过 20 天的占 2.1%,每天吸超过 20 支的占 3.5%。21.8% 的高中生尝试吸过卷烟,男生(31.8%)高于女生(11.3%),农村(23.4%)高于城市(20.1%),职高(28.9%)高于普高(18.9%)。54.5% 的高中生报告尝试吸卷烟发生在 13 岁及以前,吸烟场所主要是家里、学校和朋友家。

1.2 电子烟

86.6% 的中学生听说过电子烟；使用过电子烟的比例为 16.1%，男生（22.1%）高于女生（9.4%），农村（17.4%）高于城市（14.6%）。3.6% 的中学生在过去 30 天内使用过电子烟，男生（4.9%）高于女生（2.1%）。在过去 30 天内使用过电子烟的中学生中，吸过 20 天及以上的占 0.5%。

81.5% 的初中生听说过电子烟；使用过电子烟的比例为 13.5%，男生（17.7%）高于女生（8.7%），农村（15.4%）高于城市（11.3%），高年级高于低年级。3.1% 的初中生在过去 30 天内使用过电子烟，男生（3.9%）高于女生（2.2%），农村（3.7%）高于城市（2.4%），高年级高于低年级。在过去 30 天内使用过电子烟的初中生中，吸过 20 天及以上的占 0.4%。

93.5% 的高中生听说过电子烟；使用过电子烟的比例为 19.6%，男生（28.4%）高于女生（10.4%），职高（26.8%）高于普高（16.6%）。4.2% 的高中生在过去 30 天内使用过电子烟，男生（6.3%）高于女生（2.0%），职高（7.2%）高于普高（3.0%）。在过去 30 天内使用过电子烟的高中生中，吸过 20 天及以上的占 0.7%。

1.3 烟草依赖与戒烟

现在吸卷烟的中学生烟草依赖比例为 23.2%，男生（25.2%）高于女生（14.8%）。想戒烟的比例为 62.8%，过去 12 个月内尝试过戒烟的比例为 72.6%，接受过戒烟建议的比例为 10.7%。

现在吸卷烟的初中生烟草依赖比例为 17.1%，男生（18.9%）高于女生（12.2%），各年级间、城乡间差异没有统计学意义。想戒烟的比例为 61.4%，过去 12 个月内尝试过戒烟的比例为 71.6%，9.8% 接受过戒烟建议，男女生间、城乡间差异均没有统计学意义。

现在吸卷烟的高中生烟草依赖比例为 27.2%，男生（28.7%）高于女生（18.2%），职高（30.1%）高于普高（24.0%），城乡间差异没有统计学意义。想戒烟的比例为 63.5%，过去 12 个月内尝试过戒烟的比例为 73.3%，11.3% 接受过戒烟建议，男女生、职高与普高、城乡间差异均没有统计学意义。

1.4 二手烟暴露

过去 7 天内，56.4% 的中学生在家（29.5%）、室内公共场所（39.3%）、室外公共场所（42.1%）或公共交通工具（19.8%）看到有人吸烟。在过去 30 天内，39.9% 的中学生在学校看到过有人吸烟，农村（43.2%）高于城市（36.2%）。在校期间，40.2% 的中学生在学校见到过教师吸烟，农村（45.7%）高于城市（34.0%），8.6% 几乎每天都看到。

过去 7 天内，53.4% 的初中生在家（29.4%）、室内公共场所（34.8%）、室外公共场所（38.5%）或公共交通工具（18.4%）看到有人吸烟，男生（55.1%）高于女生（51.5%），城乡间差异没有统计学意义。在过去 30 天内，34.6% 的初中生在学校看到过有人吸烟，农村（37.9%）高于城市（31.0%）。在校期间，35.1% 的初中生在学校看到过教师吸烟，农村（40.6%）高于城市（28.7%），7.0% 几乎每天看到。

过去 7 天内,60.6% 的高中生在家(29.5%)、室内公共场所(45.5%)、室外公共场所(47.1%)或公共交通工具(21.5%)看到有人吸烟,男生(64.6%)高于女生(56.3%),普高(63.1%)高于职高(54.5%),城乡间差异没有统计学意义。在过去 30 天内,47.2% 的高中生在学校看到过有人吸烟,农村(50.6%)高于城市(43.4%)。47.2% 的高中生在学校看到过教师吸烟,农村(52.5%)高于城市(41.3%),10.9% 几乎每天看到。

1.5　烟草制品获得与价格

吸卷烟的中学生中,77.2% 在过去 30 天内买烟时没有因为未满 18 岁而被拒绝,男女生间、城乡间差异均没有统计学意义。53.5% 在过去 30 天购买卷烟的价格在 10~19 元间,22.3% 在 20~29 元间。

吸卷烟的初中生中,73.6% 在过去 30 天内买烟时没有因为未满 18 岁而被拒绝,农村(76.7%)高于城市(67.2%),男女生间差异没有统计学意义。57.9% 在过去 30 天购买卷烟的价格在 10~19 元间,20.8% 在 20~29 元间。

吸卷烟的高中生中,79.6% 在过去 30 天内买烟时没有因为未满 18 岁而被拒绝,男女生、普高与职高、城乡间差异均没有统计学意义。56.6% 在过去 30 天购买卷烟的价格在 10~19 元间,23.6% 在 20~29 元间。

1.6　控烟宣传和烟草广告促销

65.7% 的中学生报告在过去 30 天内看到过控烟宣传信息,城市(68.5%)高于农村(63.1%)。47.5% 报告过去 12 个月内在课堂上学习过关于烟草使用具体健康危害的知识。65.9% 报告过去 30 天在电影、电视、视频或录像内看到过吸烟镜头;39.7% 报告在烟草零售店看到过烟草产品的广告或者促销;20.3% 报告在互联网上看到过烟草产品的广告/视频。2.2% 报告曾经被烟草公司工作人员给过免费的烟草产品。

66.2% 的初中生报告在过去 30 天内看到过控烟宣传信息,城市(69.1%)高于农村(63.6%)。48.3% 报告过去 12 个月内在课堂上学习过关于烟草使用具体健康危害的知识。63.8% 报告过去 30 天在电影、电视、视频或录像内看到过吸烟镜头;41.1% 报告在烟草零售店看到过烟草产品的广告或者促销;19.9% 报告在互联网上看到过烟草产品的广告/视频。2.0% 报告曾经被烟草公司工作人员给过免费的烟草产品。

65.0% 的高中生报告在过去 30 天内看到过控烟宣传信息,城市(67.8%)高于农村(62.5%)。46.3% 报告过去 12 个月内在课堂上学习过关于烟草使用具体健康危害的知识,职高(51.7%)高于普高(44.1%)。68.8% 报告过去 30 天在电影、电视、视频或录像内看到过吸烟镜头;38.2% 报告在烟草零售店看到过烟草产品的广告或者促销;20.9% 报告在互联网上看到过烟草产品的广告/视频。2.5% 报告曾经被烟草公司工作人员给过免费的烟草产品。

1.7   对烟草的认知和态度

35.7%的中学生肯定地认为戒烟很难,男生(37.1%)高于女生(34.1%),现在非吸烟者(36.2%)高于现在吸烟者(25.1%)。53.0%报告自己的父母至少有一方是吸烟者,现在吸烟者(67.2%)显著高于现在非吸烟者(52.3%)。31.1%报告自己的好朋友中有吸烟者,现在吸烟者(90.8%)明显高于现在非吸烟者(27.9%)。

38.8%的初中生肯定地认为戒烟很难,男生(41.5%)高于女生(35.8%),现在非吸烟者(39.3%)高于现在吸烟者(27.6%)。52.0%报告自己的父母至少有一方是吸烟者,现在吸烟者(68.9%)显著高于现在非吸烟者(51.3%)。22.5%报告自己的好朋友中有吸烟者,现在吸烟者(86.8%)明显高于现在非吸烟者(20.1%)。

31.3%的高中生肯定地认为戒烟很难,现在非吸烟者(31.9%)高于现在吸烟者(23.4%),城市(32.7%)高于农村(30.1%),男女生间、职高与普高间差异均没有统计学意义。54.4%报告自己的父母至少有一方是吸烟者,现在吸烟者(66.1%)显著高于现在非吸烟者(53.6%)。42.7%报告自己的好朋友中有吸烟者,现在吸烟者(93.6%)明显高于现在非吸烟者(39.0%)。

1.8   建议

①加大对学生的控烟宣传力度,减少尝试吸烟和使用电子烟的学生数量;②加强无烟学校创建工作,禁止任何人在校园内吸烟和使用电子烟;③严格落实不向未成年人销售烟草制品的相关法律法规,切实做好电子烟的管理工作;④推动无烟立法,倡导无烟家庭,保护学生免受二手烟危害;⑤进一步提高烟草价格,降低学生购买卷烟的能力;⑥加强影视作品中吸烟镜头的审查,严格限制影视剧中的吸烟镜头;⑦禁止任何针对学生的烟草广告、促销和赞助活动,特别是烟草零售店和互联网。

2 调查方法

本次中国青少年烟草调查通过横断面调查设计,采用多阶段分层整群随机抽样方法,估计出全国及各省的男女、城乡初中学生和高中学生的烟草流行状况。中国疾病预防控制中心控烟办公室(以下简称"控烟办")负责为本次青少年烟草调查提供技术支持。本章将详细介绍该调查的方法,包括调查目的、目标人群、抽样设计、调查问卷、数据采集和数据分析。

2.1 调查目的

中国青少年烟草调查通过动态、系统监测我国在校初中和高中学生的吸烟、戒烟、电子烟使用、二手烟暴露、认知和态度以及控烟措施实施状况等信息,分析具有全国及各省代表性的指标,客观评价我国青少年控烟现状,为控烟政策、策略和措施的制定和修订提供科学依据和工作建议。

2.2 目标人群

中学生,即初中、高中(含普高和职高)在校学生。

2.3 抽样设计

本调查采用了多阶段分层整群随机抽样的方法。各省(自治区、直辖市)按照城乡分层(不包括港、澳、台地区),所有行政区划为区的县级单位视为城市层,行政区划为县或县级市、旗的县级单位视为农村层。抽样过程共分为三个阶段。

(1)第一阶段:以我国31个省(自治区、直辖市)为单位,采用与人口规模成比例的概率抽样方法(PPS)随机抽取区、县、市、旗(监测点)。根据各省人口数量、城乡人口比例及满足调查的最小样本要求等因素确定各省监测点数量,每个省设置5个城市监测点和5个农村监测点,部分省份扩充监测点,全国共317个监测点。

(2)第二阶段:在每个监测点内,采用PPS方法抽取3所初中、2所普高和1所职高学校,若该监测点没有职高,则抽取 3 所普高。用于抽样的学校包括辖区内所有含初中和高中年级的公立和私立学校,学生数小于 120 人的学校须排除在抽样框外。

(3)第三阶段:从每所被抽中学校的每个年级中随机抽取 1 个班级,班级中当日所有在校的学生全部参与调查。学生数小于 40 人的班级进行合并后抽样。

2.4　调查问卷

本次调查问卷的内容包括:烟草使用、烟草依赖及戒烟、二手烟暴露、烟草制品获得与价格、控烟宣传、烟草广告和促销、对烟草的认知和态度、电子烟使用等情况(详见附录 2 调查问卷)。2018 年 12 月开展现场预调查后,经调整改编形成最终的调查问卷。

2.5　数据收集

(1)抽样:控烟办按照 2010 年人口普查结果和既定的抽样方案抽取 347 个监测点,确定监测点名单。

监测点项目执行机构负责从教育部门获取该监测点辖区内所有含初中、普高和职高年级的公立和私立学校名单及其学生数量,上报省级项目执行机构,省级项目执行机构整理后上报控烟办,由控烟办抽取学校,确定调查学校。

监测点收集抽中学校班级信息,上报省级项目执行机构,省级项目执行机构负责在抽中的学校内随机抽取参加调查的班级,并向控烟办上报班级抽样结果信息表。

(2)现场调查:2021 年 4 月控烟办对省级工作组进行全国统一的培训,之后由各省组织本省调查队伍,开展二级培训。每个监测点设负责人 1 名,调查员 2 名,数据管理和质控员 1 名。要求 2 名调查员一组,确保在调查对象填写问卷过程中能解答其提出的问题;根据省级项目执行机构提供的抽样名单核实抽中的班级,不能由其他班级代替;调查期间必须要求所有校方人员不得进入调查现场;在调查开始前向调查对象说明调查的目的、主要内容,着重说明本调查为匿名调查、答案没有对错之分、调查结果保密、自愿参加等事项;在调查结束前检查所填问卷有无漏项、书写和逻辑错误,发现问题及时询问调查对象;记录调查完成情况;将完成的调查问卷及时上交给数据管理员,以防丢失。

各监测点负责人及质控员对现场调查工作的全过程进行质量控制,包括抽样信息收集、现场调查、数据管理等。各监测点的数据管理员对每天的问卷收发情况进行记录,防止丢失。省级项目执行机构收集各监测点问卷后,再次进行质控,经省级卫生行政部门审核后上交控烟办。

2.6　数据分析

本次调查使用 SAS 9.4 统计软件进行数据清洗、样本加权,计算人群参数估计值及其标准误。

样本权重的计算分三个步骤:①按照监测点抽样权重、学校抽样权重、班级抽样权重计算每个班级的基本权重；②根据各抽样阶段的应答率及学生应答率进行未应答调整；③根据各省在校中学生所在年级、性别、城乡构成情况，进行事后分层校正调整。每个调查对象的最终权重按照基本权重、未应答调整和事后分层校正调整相乘得到。所有分析中均使用最终权重，得出人群参数估计值。所有计算均使用 SAS 9.4 复杂抽样调查数据分析程序。

3 样本和人群特点

本章描述所抽取样本和人群的特点。人群估计值是在多级抽样权重和未应答调整的基础上,按照各省上报的初中和高中分年级、性别和城乡的学生数,进行事后分层调整做出的估计。

3.1 学校及调查对象应答率

(1)初中:本次调查全国抽样规模为 936 所初中,所有学校均参加了调查。全国共抽取 2 798 个班级,所有班级全部参加了调查。应完成调查学生数量 141 195 人,实际完成调查 136 296 人,应答率为 96.5%(附表 3-1-1)。

(2)高中:本次调查全国抽样规模为 891 所高中(其中普高 637 所,职高 254 所),所有学校均参加了调查。全国共抽取 2 655 个班级,所有班级全部参加了调查。应完成调查学生数量 139 620 人,实际完成调查 132 954 人,应答率为 95.2%(附表 3-1-1)。

3.2 样本和人群特点

(1)初中:接受调查的 136 296 名初中生中,男生 71 341 人,女生 64 955 人。分别代表了全国 25 499 781 名初中男生和 22 228 063 名初中女生 [1]。调查城市学生 75 149 人,农村学生 61 147 人,分别代表了 22 379 559 名城市初中学生和 25 348 285 名农村初中学生。初一、初二和初三年级学生的人数分别为 45 730、45 727 和 44 839,分别代表了 16 420 680、15 991 373 和 15 315 791 名全国在校初一、初二、初三年级学生(附表 3-2-1)。

附表 3-2-1a 显示了各省(自治区、直辖市)调查样本和人群的分布情况。由表中可以看出,在所有接受调查的初中学生中,河南、广东和山东所占比例较高,分别为 5.8%、5.2% 和 4.3%,西藏、青海、宁夏、上海、天津和北京的学生所占比例相对较低,分别占 0.2%、0.3%、0.4%、0.4%、0.4% 和 0.4%。附表 3-2-1b 显示了各省(自治区、直辖市)参加调查初中学生按照性别、年级和城乡划分的样本数量。

(2)高中:接受调查的 132 954 名高中生中,男生 66 666 人,女生 66 288 人。分别代表了全国

---

1 数据来源:各省教育部门提供的在校初中学生人数。

18 005 233 名高中男生和 17 040 416 名高中女生[1]。调查城市学生 73 898 人，农村学生 59 056 人，分别代表了 16 622 286 名城市高中学生和 18 423 363 名农村高中学生。普高和职高学生的人数分别为 96 852 和 36 102，分别代表了 24 783 106 名全国在校普高学生和 10 262 543 名全国在校职高学生（附表 3-2-1）。

附表 3-2-1a 显示了各省（自治区、直辖市）调查样本和人群的分布情况。由表中可以看出，在所有接受调查的高中学生中，河南、广东和山东的普高学生所占比例较高，分别为 2.9%、2.4% 和 2.1%，西藏、青海、上海、天津、北京、宁夏和海南的普高学生所占比例相对较低，分别占到 0.1%、0.2%、0.2%、0.2%、0.2%、0.2% 和 0.2%；广东、安徽和四川的职高学生所占比例较高，分别为 1.1%、1.0% 和 1.0%，西藏、天津、北京和上海的职高学生所占比例相对较低。附表 3-2-1c 显示了各省（自治区、直辖市）参加调查高中学生按照性别、年级和城乡划分的样本数量。

1　数据来源：各省教育部门提供的在校高中学生人数。

4 调查结果

4.1 烟草使用

> - 16.7% 的中学生（初中生 12.9%、高中生 21.8%）尝试吸过卷烟。男生（23.2%）高于女生（9.5%），农村（18.5%）高于城市（14.5%）。
> - 在尝试吸过卷烟的中学生中，13 岁及之前尝试的比例为 66.1%。吸烟场所报告最多的是家里、学校和朋友家，占 66.8%。
> - 中学生现在卷烟使用率为 4.7%，其中初中生 3.3%，高中生 6.5%。男生（7.1%）高于女生（1.9%），农村（5.3%）高于城市（3.9%）。

4.1.1 尝试吸卷烟率

尝试吸卷烟者指调查对象在过去使用过卷烟，即使是一两口。

中学生尝试吸卷烟率为 16.7%，男生（23.2%）高于女生（9.5%）；农村（18.5%）高于城市（14.5%）（图 4-1-1）。

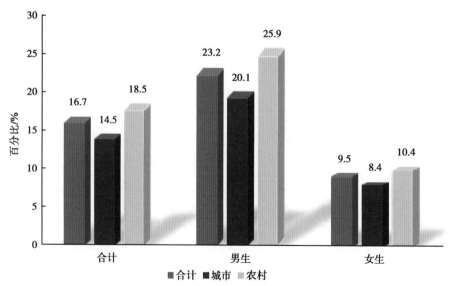

图 4-1-1 不同地区、性别中学生尝试吸卷烟率

具体见附表 4-1-1。

(1)初中:初中生尝试吸卷烟率为 12.9%,男生(17.0%)高于女生(8.1%);农村(15.1%)高于城市(10.4%);初三(15.9%)高于初二(12.8%),初二高于初一(10.1%)(图 4-1-2)。

男生尝试吸卷烟者比例最高的是初三(21.3%),其次为初二(16.7%),初一最低(13.3%);农村(19.9%)高于城市(13.8%)。女生尝试吸卷烟者比例最高的是初三(9.7%),其次为初二(8.3%),初一最低(6.4%);农村(9.5%)高于城市(6.5%)(图 4-1-2)。

具体见附表 4-1-1。

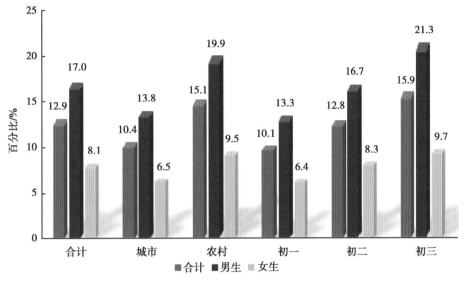

图 4-1-2　不同地区、年级、性别初中生尝试吸卷烟率

(2)高中:高中生尝试吸卷烟率为 21.8%,男生(31.8%)高于女生(11.3%);农村(23.4%)高于城市(20.1%);职高(28.9%)高于普高(18.9%),其中普高三(20.7%)高于普高二(19.5%),普高二高于普高一(16.7%),但普高三与普高二之间差异没有统计学意义,职高一、二、三相近,分别为 28.7%、28.4% 和 29.6%(图 4-1-3)。

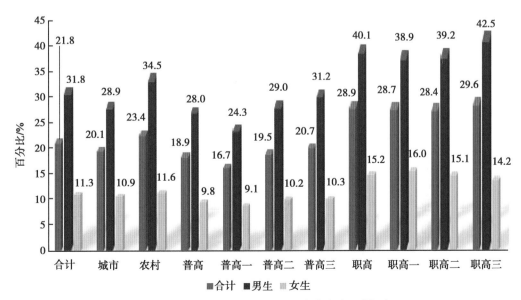

图 4-1-3　不同地区、年级、性别高中生尝试吸卷烟率

男生尝试吸卷烟率职高(40.1%)高于普高(28.0%),其中普高三(31.2%)高于普高二(29.0%),普高二高于普高一(24.3%),但普高三与普高二之间差异没有统计学意义,职高一、二、三相近,分别为38.9%、39.2% 和 42.5%;农村(34.5%)高于城市(28.9%)。女生尝试吸卷烟率职高(15.2%)高于普高(9.8%),其中普高二(10.2%)与普高三(10.3%)接近,皆高于普高一(9.1%),但年级之间差异没有统计学意义,职高一(16.0%)高于职高二(15.1%),职高二高于职高三(14.2%),但差异没有统计学意义;农村(11.6%)与城市(10.9%)相近,其差异没有统计学意义(图 4-1-3)。

具体见附表 4-1-1。

4.1.2 现在吸卷烟率

现在吸卷烟者指调查对象在过去 30 天内吸过卷烟。

中学生现在吸卷烟率为 4.7%,男生(7.1%)高于女生(1.9%);农村(5.3%)高于城市(3.9%)(图 4-1-4)。

具体见附表 4-1-2。

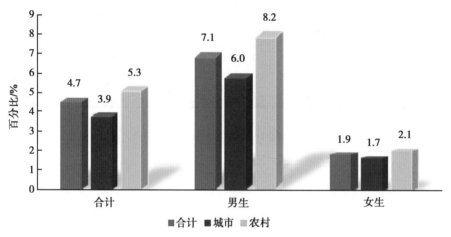

图 4-1-4   不同地区、性别中学生现在吸卷烟率

(1)初中:初中生现在吸卷烟率为 3.3%,男生(4.5%)高于女生(1.9%);农村(4.1%)高于城市(2.3%);初三(4.4%)高于初二(3.4%),但差异没有统计学意义,初二高于初一(2.2%)(图 4-1-5)。

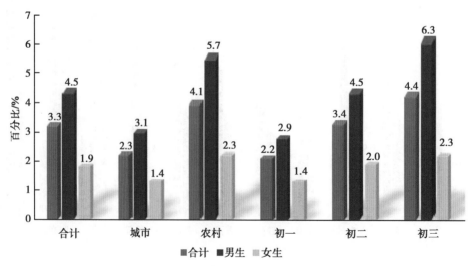

图 4-1-5   不同地区、年级、性别初中生现在吸卷烟率

男生现在吸卷烟者比例最高的是初三(6.3%),其次为初二(4.5%),初一最低(2.9%);农村(5.7%)高于城市(3.1%)。女生现在吸卷烟者比例最高的是初三(2.3%),其次为初二(2.0%),初一最低(1.4%),但各年级间现在吸烟率的差异不具有统计学意义;农村(2.3%)高于城市(1.4%)(图4-1-5)。

具体见附表4-1-2。

(2)高中:高中生现在吸卷烟率为6.5%,男生(10.9%)高于女生(1.9%);农村(6.8%)高于城市(6.2%),但差异没有统计学意义;职高(12.1%)高于普高(4.2%),其中普高三(5.0%)高于普高二(4.2%),普高二高于普高一(3.6%),但各年级之间差异没有统计学意义;职高三(12.9%)高于职高二(12.1%),职高二高于职高一(11.4%),各年级之间差异也没有统计学意义(图4-1-6)。

男生现在吸卷烟率职高(18.5%)高于普高(7.4%),其中普高三(9.1%)高于普高二(7.2%),普高二高于普高一(6.1%),但各年级之间差异没有统计学意义;职高三(21.1%)高于职高二(18.8%),职高二高于职高一(16.2%),其差异也没有统计学意义;农村(11.6%)高于城市(10.0%),但差异没有统计学意义。女生现在吸卷烟率职高(4.2%)高于普高(1.1%),其中普高一(1.2%)与普高二(1.2%)相同,皆高于普高三(0.9%),但各年级之间差异没有统计学意义;职高一(5.4%)高于职高二(3.8%),职高二高于职高三(3.2%),但差异没有统计学意义;城市(2.1%)高于农村(1.8%),但差异没有统计学意义(图4-1-6)。

具体见附表4-1-2。

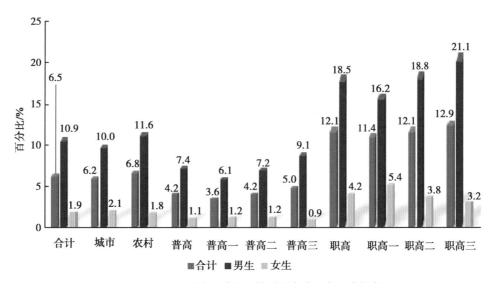

图 4-1-6　不同地区、年级、性别高中生现在吸卷烟率

4.1.3　经常吸卷烟率

经常吸卷烟者指调查对象在过去30天内吸卷烟天数在20天及以上者。

中学生现在经常吸卷烟率为1.3%,男生(2.2%)高于女生(0.3%);农村(1.3%)稍高于城市(1.2%),但差异没有统计学意义。

具体见附表4-1-3。

(1)初中:初中生经常吸卷烟率为0.6%,男生(0.9%)高于女生(0.2%);农村(0.8%)高于城市

（0.5%）；初三（1.0%）高于初二（0.6%），初二高于初一（0.2%）。

具体见附表4-1-3。

（2）高中：高中生经常吸卷烟率为2.1%，男生（3.8%）高于女生（0.3%）；城市（2.1%）与农村（2.1%）相同；职高（4.1%）高于普高（1.3%），其中普高一、二、三相近，分别为0.8%、1.3%和1.9%，职高三（5.3%）高于职高二（4.3%），职高二高于职高一（3.0%），但差异没有统计学意义。

具体见附表4-1-3。

4.1.4 吸烟频率和吸烟量

过去30天内吸过卷烟的中学生中，从吸烟频率看，吸卷烟频率在1天及以上的农村（5.2%）高于城市（4.0%），男生（7.1%）高于女生（2.0%），其中，吸卷烟频率1~2天与3~5天/6~9天/10~19天、20~29天、30天之间差异具有统计学意义，但3~5天与6~9天、10~19天三者之间差异没有统计学意义（图4-1-7）。

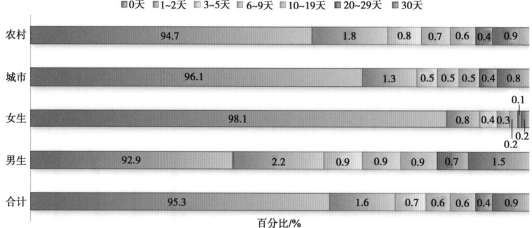

图4-1-7　不同地区、性别过去30天内吸过卷烟的中学生吸卷烟频率

从吸卷烟频率在1天及以上的中学生内部构成比看，吸过1~2天的中学生占33.3%，吸过3~9天的占27.1%，吸过10~29天的占20.8%，吸过30天的占18.8%（图4-1-8）。

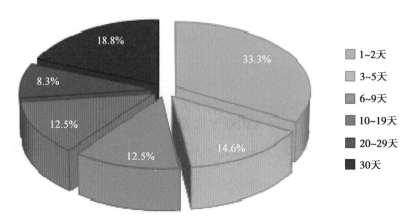

图4-1-8　过去30天内吸过卷烟的中学生吸卷烟
频率在1天及以上内部构成比

从吸烟量看,每天吸卷烟少于 2 支的占 46.0%,每天 2~5 支的占 35.8%,每天 5 支以上的占 18.1%,其中超过 10 支的占 8.4%(图 4-1-9);男生与女生之间的吸烟量差异没有统计学意义;城市和农村的吸烟量相近,差异没有统计学意义。

具体见附表 4-1-3、附表 4-1-4。

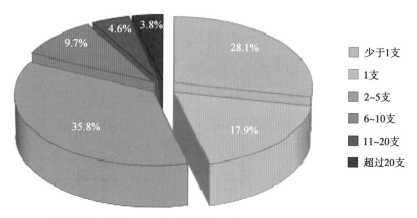

图 4-1-9　过去 30 天内吸过卷烟的中学生每天吸卷烟数量分布

(1)初中:过去 30 天内吸过卷烟的初中生中,从吸烟频率看,吸卷烟频率在 1 天及以上的农村(4.2%)高于城市(2.4%),男生(4.3%)高于女生(2.0%),其中,吸卷烟频率 1~2 天与 3~5 天 /6~9 天 / 10~19 天、20~29 天、30 天之间差异具有统计学意义,但 3~5 天与 6~9 天、10~19 天三者之间差异没有统计学意义(图 4-1-10)。

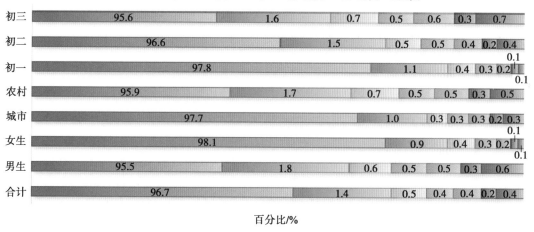

图 4-1-10　不同地区、性别、年级过去 30 天内吸过卷烟的初中生吸卷烟频率

从吸卷烟频率在 1 天及以上的初中生内部构成比看,吸过 1~2 天的占 42.4%,超过 10 天的占 30.3%,其中超过 20 天的占 18.2%(图 4-1-11)。

从吸烟量看,每天吸卷烟少于 2 支的占 53.0%,每天 2~5 支的占 32.5%,每天 5 支以上的占 14.5%,其中超过 10 支的占 7.4%(图 4-1-12);男生的吸烟量高于女生;随着年级的增长,吸烟量增大;城市和农村的吸烟量相近。

具体见附表 4-1-3、附表 4-1-4。

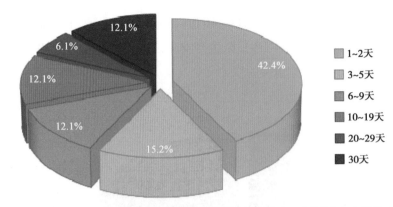

图 4-1-11   过去 30 天内吸过卷烟的初中生吸卷烟频率在 1 天及以上内部构成比

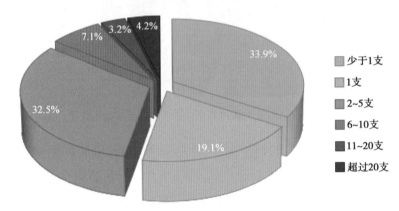

图 4-1-12   过去 30 天内吸过卷烟的初中生每天吸卷烟数量分布

(2) 高中：过去 30 天内吸过卷烟的高中生中，从吸烟频率看，吸卷烟频率在 1 天及以上的农村 (6.8%) 高于城市 (6.2%)，男生 (10.9%) 高于女生 (1.8%)，其中，吸卷烟频率 1~2 天与 3~5 天 /6~9 天 / 10~19 天、20~29 天、30 天之间差异具有统计学意义，但 3~5 天与 6~9 天、10~19 天三者之间差异没有统计学意义 (图 4-1-13)。

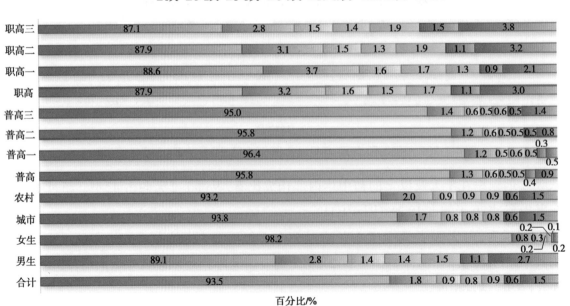

图 4-1-13   不同地区、性别、年级过去 30 天内吸过卷烟的高中生吸卷烟频率

从吸卷烟频率在 1 天及以上的初中生内部构成比看,吸过 1~2 天的占 27.7%,超过 10 天的占 46.1%,其中超过 20 天的占 32.3%,30 天都吸的占 23.1%(图 4-1-14);男生的吸烟频率明显高于女生;职高高于普高,随着年级的增长,吸烟量变化不明显;城市与农村吸烟频率接近。

从吸烟量看,每天吸卷烟少于 2 支的占 41.5%,每天 2~5 支的占 38.0%,每天 5 支以上的占 20.5%,其中超过 10 支的占 9.0%(图 4-1-15);男生的吸烟量明显高于女生;职高略高于普高,随着年级的增长,吸烟量变化不明显;城市和农村的吸烟量相近。

具体见附表 4-1-3、附表 4-1-4。

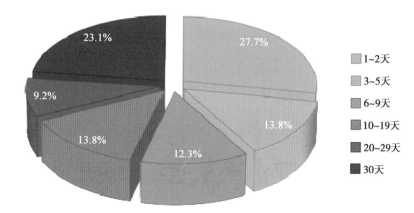

图 4-1-14　过去 30 天内吸过卷烟的高中生吸卷烟频率在 1 天及以上内部构成比

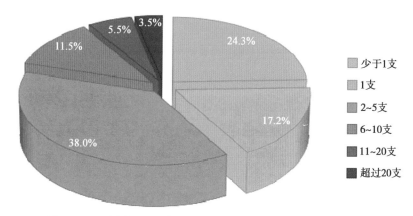

图 4-1-15　过去 30 天内吸过卷烟的高中生每天吸卷烟数量分布

4.1.5　尝试吸烟年龄

尝试吸烟年龄是指尝试吸烟者吸第一支烟的年龄。

尝试吸卷烟的中学生第一次吸卷烟年龄在 7 岁及以下的占 15.6%,8~9 岁的占 11.4%,10~11 岁的占 15.3%,12~13 岁的占 23.8%,14 岁及以上的占 33.9%(图 4-1-16);男生第一次吸卷烟年龄比女生略大,城市与农村第一次吸卷烟年龄相近。

(1)初中:尝试吸卷烟的初中生第一次吸卷烟年龄在 7 岁及以下的占 18.6%,8~9 岁的占 13.9%,10~11 岁的占 19.9%,12~13 岁的占 29.5%,14 岁及以上的占 18.1%(图 4-1-17);男生第一次吸卷烟年龄比女生小;城市初中生第一次吸卷烟年龄比农村小。

具体见附表 4-1-5。

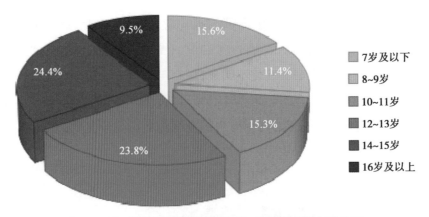

图 4-1-16   尝试吸卷烟的中学生第一次吸卷烟的年龄分布

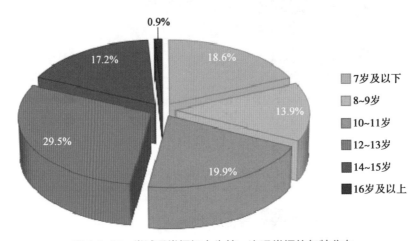

图 4-1-17   尝试吸卷烟初中生第一次吸卷烟的年龄分布

(2)高中:尝试吸卷烟的高中生第一次吸卷烟年龄在 7 岁及以下的占 13.5%,8~9 岁的占 9.5%,10~11 岁的占 11.8%,12~13 岁的占 19.7%,14 岁及以上的占 45.5%(图 4-1-18);男生第一次吸卷烟年龄比女生大;职高生第一次吸卷烟年龄明显大于普高生;城市与农村高中生第一次吸卷烟年龄相近。

具体见附表 4-1-5。

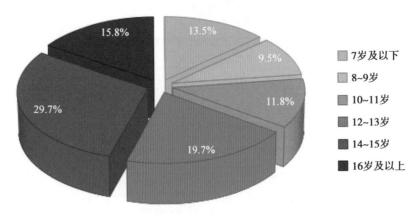

图 4-1-18   尝试吸卷烟高中生第一次吸卷烟的年龄分布

4.1.6 吸烟场所

尝试吸过卷烟的中学生报告通常在家里、学校、朋友家、网吧和餐馆内吸烟的比例分别为 35.1%、

18.9%、12.8%、5.9% 和 5.3%。除其他场所,主要集中在家里、学校和朋友家;男生在网吧和餐馆吸烟的比例高于女生,但在网吧的吸烟比例差异没有统计学意义,女生在朋友家的吸烟比例高于男生,而在家里、学校以及其他场所的吸烟比例相近;农村中学生在朋友家里吸烟的比例高于城市,而城市学生在其他场所中吸烟的比例高于农村学生(图 4-1-19)。

现在吸卷烟的中学生报告通常在家里、学校、朋友家、网吧和餐馆内吸烟的比例分别为 35.1%、18.9%、12.7%、5.9%、5.3%,吸烟场所暴露的特点与尝试吸过卷烟的中学生一致(图 4-1-20)。

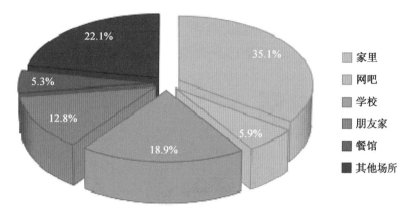

图 4-1-19　尝试吸卷烟的中学生通常吸烟的场所分布

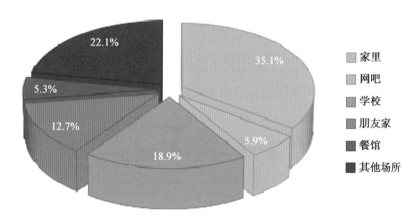

图 4-1-20　现在吸卷烟的中学生通常吸烟的场所分布

具体见附表 4-1-6、附表 4-1-7。

(1)初中:尝试吸过卷烟的初中生报告通常在家里、朋友家、学校、网吧和餐馆内吸烟的比例分别为 33.8%、16.8%、16.5%、5.3%、3.9%。除其他场所,主要集中在家里、朋友家和学校;男生在餐馆内吸烟的比例高于女生,而在家里、网吧、学校、朋友家、餐馆和其他场所,男生和女生吸烟比例的差异没有统计学意义;初一学生在网吧吸烟的比例较高,在学校吸烟的比例相对于初二、初三学生来说较低,但差异没有统计学意义;农村学生在学校和朋友家吸烟的比例高于城市,而城市学生在网吧和其他场所吸烟的比例高于农村学生,但差异没有统计学意义(图 4-1-21,附表 4-1-6)。

现在吸卷烟的初中生报告通常在家里、朋友家、学校、网吧和餐馆内吸烟的比例分别为 33.8%、16.8%、16.5%、5.3% 和 3.9%,吸烟场所暴露的特点与尝试吸过卷烟的初中生一致(图 4-1-22)。

具体见附表 4-1-6、附表 4-1-7。

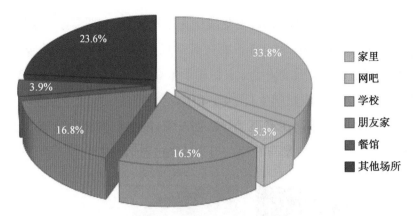

图 4-1-21　尝试吸卷烟的初中生通常吸烟的场所分布

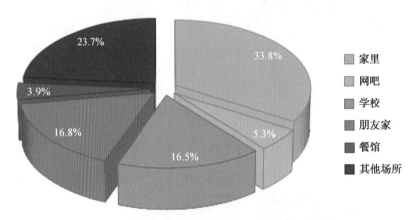

图 4-1-22　现在吸卷烟的初中生通常吸烟的场所分布

　　(2)高中：尝试吸过卷烟的高中生报告通常在家里、学校、朋友家、网吧和餐馆内吸烟的比例分别为 36.0%、20.6%、10.0%、6.3% 和 6.2%。除其他场所，主要集中在家里、学校和朋友家；男生在家里吸烟的比例高于女生，但差别不具有统计学意义，女生在朋友家吸烟的比例高于男生；职高学生在家里吸烟的比例高于普高学生，普高和职高各年级间差别都不太大；城市和农村学生吸烟场所相近(图 4-1-23，附表 4-1-6)。

　　现在吸卷烟的高中生报告通常在家里、学校、朋友家、网吧和餐馆内吸烟的比例分别为 36.0%、20.6%、10.0%、6.3% 和 6.2%，吸烟场所暴露的特点与尝试吸过卷烟的高中生一致(图 4-1-24)。

　　具体见附表 4-1-6、附表 4-1-7。

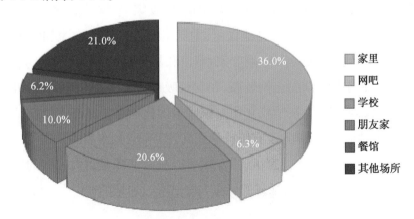

图 4-1-23　尝试吸卷烟的高中生通常吸烟的场所分布

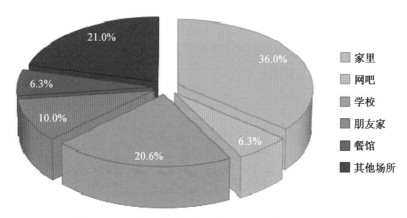

图 4-1-24 现在吸卷烟的高中生通常吸烟的场所分布

4.2 电子烟

- 86.6% 的中学生听说过电子烟,其中初中生 81.5%、高中生 93.5%;男生(87.1%)高于女生(86.0%);城市(88.6%)高于农村(84.8%)。
- 中学生现在使用电子烟的比例为 3.6%(初中生 3.1%、高中生 4.2%),其中过去 30 天内吸过 20 天及以上的占 0.5%;男生(0.7%)高于女生(0.3%);农村(0.5%)高于城市(0.4%)。

4.2.1 听说过电子烟比例

中学生听说过电子烟的比例为 86.6%,男生(87.1%)高于女生(86.0%);城市(88.6%)高于农村(84.8%)(图 4-2-1)。

具体见附表 4-2-1。

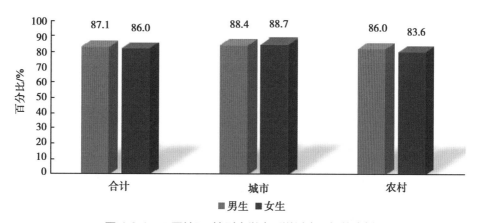

图 4-2-1 不同地区、性别中学生听说过电子烟的比例

(1)初中:初中生听说过电子烟的比例为 81.5%,男生(82.3%)高于女生(80.7%);城市(84.3%)高于农村(79.1%);初三(87.5%)高于初二(83.5%),初二高于初一(74.0%)(图 4-2-2)。

城市初中生听说过电子烟的比例最高的是初三(88.9%),其次为初二(86.5%),初一最低(77.9%),但初三、初二之间差异没有统计学意义;男生(84.4%)高于女生(84.3%)。农村初中生听说过电子烟的比例最高的是初三(86.2%),其次为初二(80.9%),初一最低(70.6%);男生(80.5%)高于女生(77.5%)(图4-2-2)。

具体见附表4-2-1。

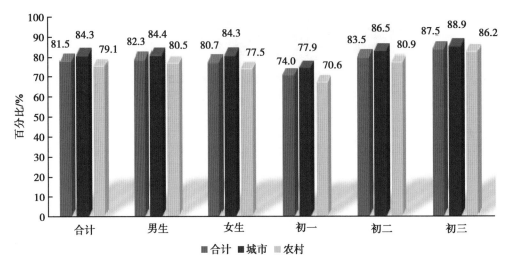

图4-2-2   不同地区、性别、年级初中生听说过电子烟的比例

(2)高中:高中生听说过电子烟的比例为93.5%,男生(94.0%)高于女生(93.0%);城市(94.3%)高于农村(92.8%);普高为94.0%,普高二(94.5%)高于普高三(94.1%)和普高一(93.4%),普高三高于普高一,但差异没有统计学意义;职高为92.3%,职高二(92.4%)高于职高三、职高一(均为92.3%),但差异没有统计学意义(图4-2-3、图4-2-4)。

城市高中生听说过电子烟的比例,女生(94.5%)高于男生(94.1%);普高为94.8%,年级间差异没有统计学意义;职高为93.1%,职高二(94.0%)高于职高一(92.7%)。农村高中生听说过电子烟的比例,男生(93.9%)高于女生(91.6%);普高为93.3%,年级间差异没有统计学意义;职高为91.6%,职高三与职高一持平(均为92.0%)(图4-2-4)。

具体见附表4-2-1。

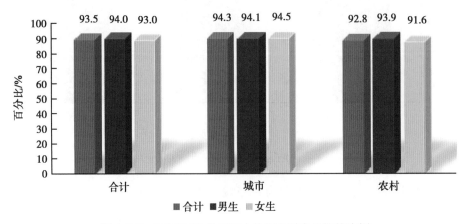

图4-2-3   不同地区、性别高中生听说过电子烟的比例

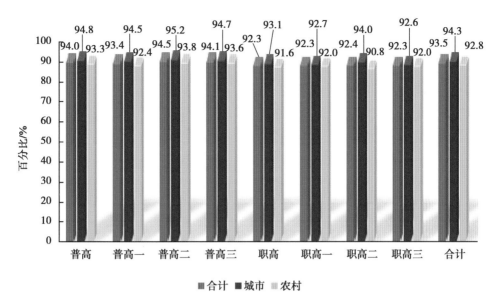

图 4-2-4　不同地区、年级高中生听说过电子烟的比例

4.2.2　使用过电子烟比例

中学生使用过电子烟的比例为 16.1%,男生(22.1%)高于女生(9.4%);农村(17.4%)高于城市(14.6%)(图 4-2-5)。

具体见附表 4-2-2。

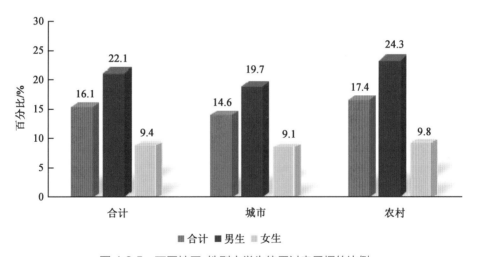

图 4-2-5　不同地区、性别中学生使用过电子烟的比例

(1)初中:初中生使用过电子烟的比例为 13.5%,男生(17.7%)高于女生(8.7%);农村(15.4%)高于城市(11.3%);初三(16.3%)高于初二(13.7%),初二高于初一(10.6%)(图 4-2-6、图 4-2-7,附表 4-2-2)。

城市初中生使用过电子烟的比例最高的是初三(13.6%),其次为初二(11.6%),初一最低(9.0%);男生(14.7%)高于女生(7.5%)。农村初中生使用过电子烟的比例最高的是初三(18.8%),其次为初二(15.6%),初一最低(12.1%);男生(20.3%)高于女生(9.7%)(图 4-2-6、图 4-2-7)。

具体见附表 4-2-2。

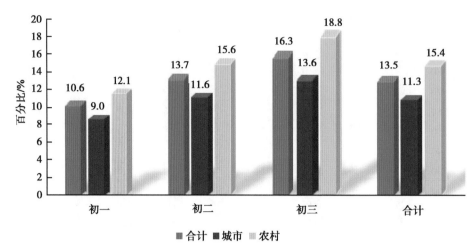

图 4-2-6 不同地区、年级初中生使用过电子烟的比例

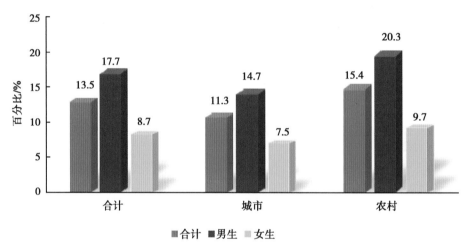

图 4-2-7 不同地区、性别初中生使用过电子烟的比例

(2)高中:高中生使用过电子烟的比例为 19.6%,男生(28.4%)高于女生(10.4%);农村(20.1%)高于城市(19.1%),但差异没有统计学意义;职高(26.8%)高于普高(16.6%),其中普高三(17.4%)高于普高二(16.9%),普高二高于普高一(15.7%),但年级间差异没有统计学意义,职高一(28.2%)高于职高三(26.4%),职高三高于职高二(25.7%),但年级间差异没有统计学意义(图 4-2-8、图 4-2-9,附表 4-2-2)。

城市高中生使用过电子烟的比例,男生(26.7%)高于女生(11.1%);职高(26.0%)高于普高(16.1%),其中普高三(17.2%)高于普高二(17.1%)、普高二高于普高一(14.3%),但年级间差异没有统计学意义,职高一(27.1%)高于职高三(25.3%),职高三高于职高二(25.2%),但年级间差异没有统计学意义。农村高中生使用过电子烟的比例,男生(29.9%)高于女生(9.8%);职高(27.7%)高于普高(17.1%),其中普高三(17.6%)最高,其次为普高一(16.9%),普高二最低(16.8%),但年级间差异没有统计学意义,职高一(29.2%)高于职高三(27.4%),职高三高于职高二(26.1%),但年级间差异没有统计学意义(图 4-2-8、图 4-2-9)。

具体见附表 4-2-2。

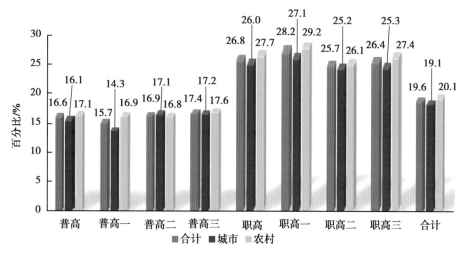

图 4-2-8　不同地区、年级高中生使用过电子烟的比例

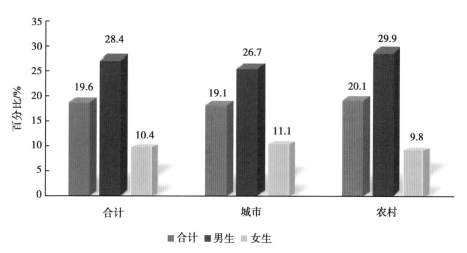

图 4-2-9　不同地区、性别高中生使用过电子烟的比例

4.2.3　现在使用电子烟比例

中学生现在使用电子烟的比例为 3.6%，男生（4.9%）高于女生（2.1%）；农村（3.9%）高于城市（3.2%）（图 4-2-10）。

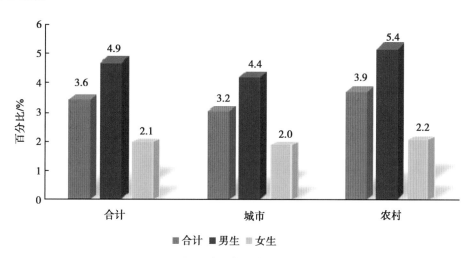

图 4-2-10　不同地区、性别中学生现在使用电子烟的比例

具体见附表 4-2-3。

(1)初中:初中生现在使用电子烟的比例为 3.1%,男生(3.9%)高于女生(2.2%);农村(3.7%)高于城市(2.4%);初三(3.9%)高于初二(3.3%),但差异没有统计学意义,初二高于初一(2.2%)(图 4-2-11、图 4-2-12,附表 4-2-3)。

城市初中生现在使用电子烟的比例最高的是初三(3.2%),其次为初二(2.5%),初一最低(1.6%),但初三与初二、初二与初一之间差异没有统计学意义,初三与初一之间差异有统计学意义;男生(3.0%)高于女生(1.7%)。农村初中生现在使用电子烟的比例最高的是初三(4.4%),其次为初二(4.0%),初一最低(2.7%),但初三和初二之间的差异没有统计学意义;男生(4.7%)高于女生(2.6%)(图 4-2-11、图 4-2-12)。

具体见附表 4-2-3。

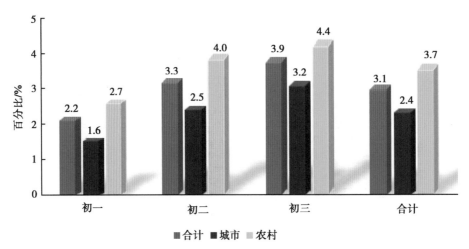

图 4-2-11　不同地区、年级初中生现在使用电子烟的比例

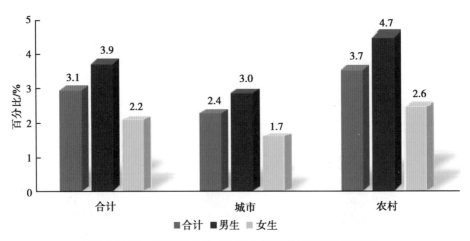

图 4-2-12　不同地区、性别初中生现在使用电子烟的比例

(2)高中:高中生现在使用电子烟的比例为 4.2%,男生(6.3%)高于女生(2.0%);城市(4.3%)高于农村(4.2%);职高(7.2%)高于普高(3.0%),其中普高二(3.1%)高于普高三(3.0%),普高三高于普高一(2.8%),但年级间差异没有统计学意义,职高一(7.5%)高于职高三(7.1%),职高三高于职高二(7.0%),但年级间差异没有统计学意义(图 4-2-13、图 4-2-14,附表 4-2-3)。

　　城市高中生现在使用电子烟比例,男生(6.2%)高于女生(2.3%);职高(7.2%)高于普高(3.1%),其中普高二(3.5%)高于普高三(3.3%)、普高三高于普高一(2.4%),但年级间差异没有统计学意义,职高一(7.6%)高于职高二(7.2%),职高二高于职高三(6.6%),但年级间差异没有统计学意义。农村高中生现在使用电子烟的比例,男生(6.4%)高于女生(1.8%);职高(7.3%)高于普高(2.9%),其中普高一(3.2%)最高,其次为普高三(2.8%)和普高二(2.6%),但年级间差异没有统计学意义,职高三(7.6%)高于职高一(7.5%),职高一高于职高二(6.9%),但年级间差异没有统计学意义(图 4-2-13、图 4-2-14)。

　　具体见附表 4-2-3。

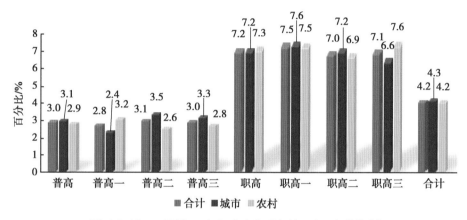

图 4-2-13　不同地区、年级高中生现在使用电子烟的比例

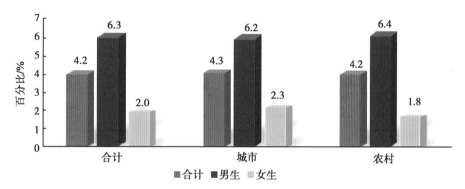

图 4-2-14　不同地区、性别高中生现在使用电子烟的比例

4.2.4　电子烟使用频率

　　过去 30 天内使用过电子烟的中学生中,从频率看,使用电子烟频率在 1 天及以上的农村(3.9%)高于城市(3.2%),男生(5.0%)高于女生(2.2%)(图 4-2-15)。

　　从过去 30 天内使用过电子烟频率在 1 天及以上的中学生内部构成比看,吸过 1~2 天的占 47.2%,3~5 天的占 16.7%,超过 5 天的占 36.1%,其中超过 20 天的占 13.9%(图 4-2-16);男生和女生以及城市和农村之间的电子烟使用频率相近。

　　具体见附表 4-2-4。

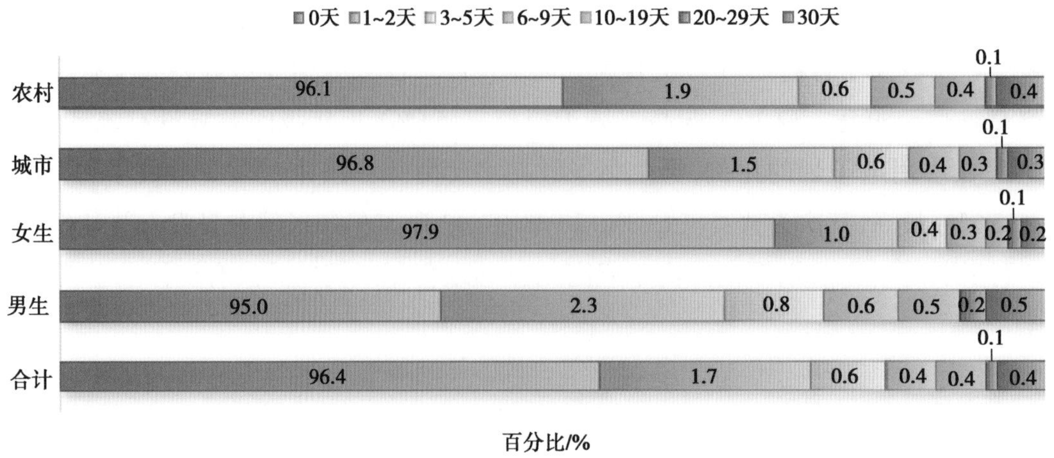

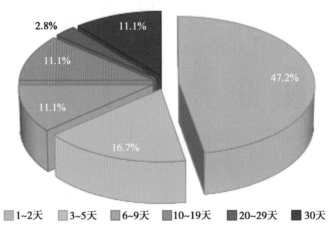

图 4-2-15　过去 30 天内使用过电子烟的中学生的吸烟频率

图 4-2-16　过去 30 天内使用过电子烟频率在 1 天及
以上的中学生吸烟频率内部构成比

（1）初中：过去 30 天内使用过电子烟的初中生中，从频率看，使用电子烟频率在 1 天及以上的农村（3.6%）高于城市（2.4%），男生（3.9%）高于女生（2.3%）（图 4-2-17）。从过去 30 天内使用过电子烟频率在 1 天及以上的初中生内部构成比看，吸过 1~2 天的占 51.6%，3~5 天的占 16.1%，超过 5 天的占 32.3%，其中超过 20 天的占 12.9%（图 4-2-18）；男生和女生的电子烟使用频率相近；城市和农村的电子烟使用频率相近。

具体见附表 4-2-4。

（2）高中：过去 30 天内使用过电子烟的高中生中，从频率看，使用电子烟频率在 1 天及以上的农村（4.2%）与城市（4.3%）接近，男生（6.3%）高于女生（2.1%）（图 4-2-19）。从过去 30 天内使用过电子烟频率在 1 天及以上的高中生内部构成比看，吸过 1~2 天的占 42.9%，3~5 天的占 16.7%，超过 5 天的占 40.5%，其中超过 20 天的占 16.7%（图 4-2-20）；男生的电子烟使用频率与女生相近；职高的电子烟使用频率与普高相近；城市的电子烟使用频率与农村相近。

具体见附表 4-2-4。

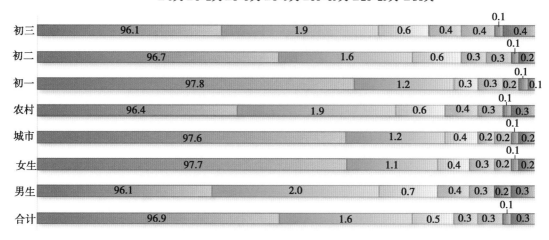

图 4-2-17　过去 30 天内使用过电子烟的初中生的吸烟频率

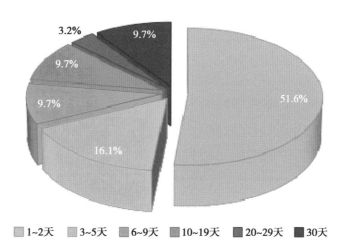

图 4-2-18　过去 30 天内使用过电子烟频率在 1 天及
以上的初中生吸烟频率内部构成比

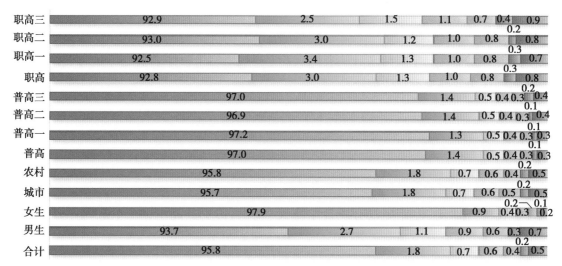

图 4-2-19　过去 30 天内使用过电子烟的高中生的吸烟频率

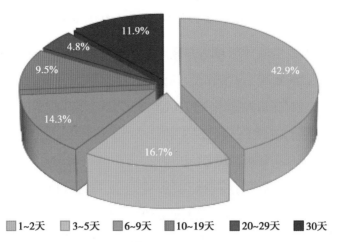

图 4-2-20　过去 30 天内使用过电子烟频率在 1 天及
以上的高中生吸烟频率内部构成比

4.3 烟草依赖与戒烟

- 现在吸烟的中学生烟草依赖比例为 23.2%，其中初中生 17.1%，高中生 27.2%；男生（25.2%）高于女生（14.8%）；城市（24.2%）高于农村（22.5%）。
- 现在吸烟的中学生想戒烟的比例为 62.8%，其中初中生 61.4%、高中生 63.5%；男生（63.8%）高于女生（57.5%）；城市（63.1%）高于农村（62.5%）。
- 过去 12 个月内中学生尝试过戒烟的比例为 72.6%，其中初中生 71.6%、高中生 73.3%；男生（73.5%）高于女生（68.8%）；城市（73.8%）高于农村（71.8%）。
- 现在吸烟的中学生接受过戒烟建议的比例为 10.7%，其中初中生 9.8%、高中生 11.3%；男生（11.1%）高于女生（9.0%）；农村（11.0%）高于城市（10.3%）。

4.3.1 烟草依赖

对于问题"你是否曾经早晨醒来后就吸烟或者觉得醒来后第一件事就是想吸烟"，如果调查对象回答"是的"，则认为其处于烟草依赖状态。

现在吸烟的中学生烟草依赖比例为 23.2%，男生（25.2%）高于女生（14.8%）；城市（24.2%）高于农村（22.5%）（图 4-3-1）。

具体见附表 4-3-1。

（1）初中：现在吸烟的初中生烟草依赖比例为 17.1%，男生（18.9%）高于女生（12.2%）；城市（17.6%）高于农村（16.8%），但差异没有统计学意义；初三（19.9%）高于初二（15.3%），初二高于初一（13.9%），但年级间差异没有统计学意义（图 4-3-2、图 4-3-3，附表 4-3-1）。

男生现在吸烟者烟草依赖比例最高的是初三（22.0%），其次为初二（16.6%），初一最低（15.4%），但年级间差异没有统计学意义；城市（19.3%）高于农村（18.6%），但差异没有统计学意义。女生现在吸烟者烟草依赖比例最高的是初三(13.1%),其次为初二(12.3%),初一最低(10.6%),但年级间差异没有统计学意义;城市(13.2%)高于农村(11.7%),但差异没有统计学意义(图4-3-2、图4-3-3)。

　具体见附表4-3-1。

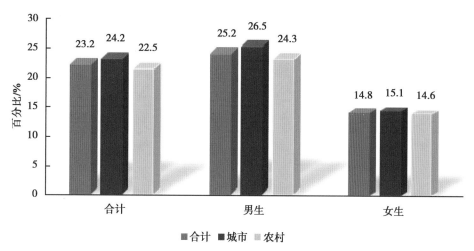

图 4-3-1　不同地区、性别中学生烟草依赖的比例

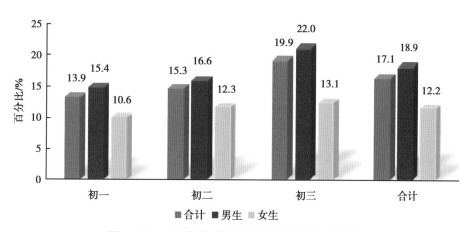

图 4-3-2　不同年级、性别初中生烟草依赖的比例

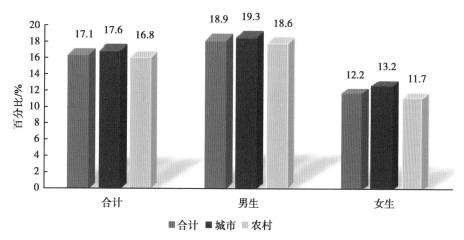

图 4-3-3　不同地区、性别初中生烟草依赖的比例

（2）高中：现在吸烟的高中生烟草依赖比例为27.2%，男生（28.7%）高于女生（18.2%）；城市（27.3%）高于农村（27.1%），但差异没有统计学意义；职高（30.1%）高于普高（24.0%），其中普高三（26.2%）高于普高二（24.8%），普高二高于普高一（20.5%），但年级间差异没有统计学意义，职高三（37.6%）高于职高二（31.2%）、职高二高于职高一（22.8%），但职高三和职高二之间、职高二和职高一之间差异没有统计学意义（图4-3-4、图4-3-5、附表4-3-1）。

男生现在吸烟者烟草依赖比例，城市（29.4%）高于农村（28.1%），但差异没有统计学意义；职高（33.3%）高于普高（23.7%），普高三（25.7%）高于普高二（24.1%），普高二高于普高一（20.7%），职高三（40.2%）高于职高二（33.6%），职高二高于职高一（26.5%），但职高三和职高二之间、职高二和职高一之间差异没有统计学意义。女生现在吸烟者烟草依赖比例，农村（19.8%）高于城市（16.7%），但差异没有统计学意义；普高为25.9%，其中普高三（31.6%）最高，其次为普高二（29.2%），普高一最低（19.2%）；职高为12.8%，其中职高三（16.6%）最高，其次为职高二（16.4%），职高一最低（8.9%），但年级间的差异没有统计学意义（图4-3-4、图4-3-5）。

具体见附表4-3-1。

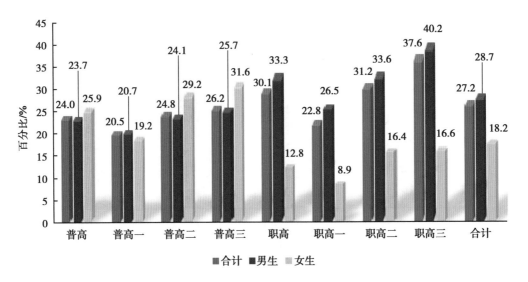

图4-3-4　不同年级、性别高中生烟草依赖的比例

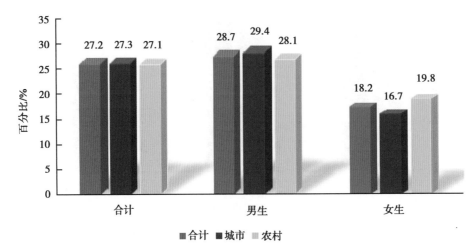

图4-3-5　不同地区、性别高中生烟草依赖的比例

4.3.2　戒烟

(1)想戒烟的比例：现在吸烟的中学生想戒烟的比例为62.8%，男生(63.8%)高于女生(57.5%)；城市(63.1%)高于农村(62.5%)(图4-3-6)。

具体见附表4-3-2。

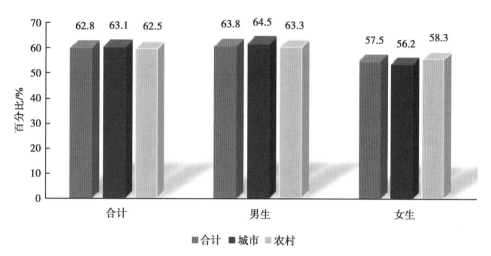

图4-3-6　不同地区、性别中学生现在吸烟者想戒烟的比例

1)初中：现在吸烟的初中生想戒烟的比例为61.4%，男生(62.6%)高于女生(58.2%)，但差异没有统计学意义；城市(61.6%)高于农村(61.3%)，但差异没有统计学意义；初二(63.8%)高于初三(61.5%)，初三高于初一(57.2%)，但年级间的差异均没有统计学意义(图4-3-7、图4-3-8)。

男生现在吸烟者想戒烟比例最高的是初二(63.9%)，其次为初一(62.1%)，初三最低(62.0%)，但年级间的差异没有统计学意义；城市(64.9%)高于农村(61.5%)，但差异没有统计学意义。女生现在吸烟者想戒烟比例最高的是初二(63.6%)，其次为初三(59.7%)，初一最低(47.0%)，但年级间的差异没有统计学意义；农村(60.9%)高于城市(52.7%)，但差异没有统计学意义(图4-3-7、图4-3-8)。

具体见附表4-3-2。

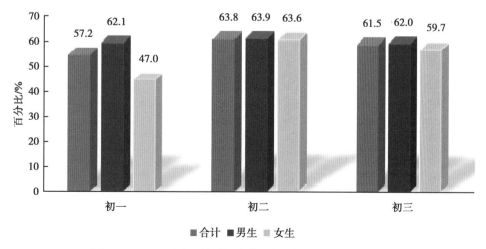

图4-3-7　不同年级、性别初中生现在吸烟者想戒烟的比例

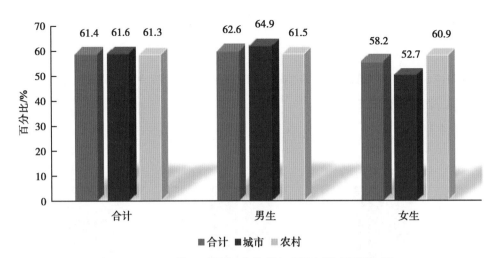

图 4-3-8   不同地区、性别初中生现在吸烟者想戒烟的比例

2) 高中：现在吸烟的高中生想戒烟的比例为 63.5%，男生（64.4%）高于女生（56.4%），但差异没有统计学意义；城市（63.7%）高于农村（63.3%）；普高 62.1%，其中普高三（63.4%）高于普高一（62.7%），普高一高于普高二（59.9%）；职高 64.7%，其中职高三（66.9%）高于职高一（64.6%），职高一高于职高二（62.5%），但年级间差异均没有统计学意义（图 4-3-9、图 4-3-10，附表 4-3-2）。

男生现在吸烟者想戒烟的比例，城市和农村相同（均为 64.4%）；普高 63.0%，其中普高三（64.9%）最高，其次为普高一（64.2%）和普高二（59.2%）；职高 65.6%，其中职高三（67.4%）最高，其次为职高二（64.7%）和职高一（64.5%），但年级间差异均没有统计学意义。女生现在吸烟者想戒烟的比例，城市（59.1%）高于农村（53.4%），但差异没有统计学意义；普高 54.8%，其中普高二（64.1%）最高，其次为普高一（53.4%），普高三最低（41.3%），但年级间差异没有统计学意义；职高 57.7%，其中职高一最高（65.1%），其次为职高三（61.2%），职高二最低（43.7%），年级间差异有统计学意义（图 4-3-9、图 4-3-10）。

具体见附表 4-3-2。

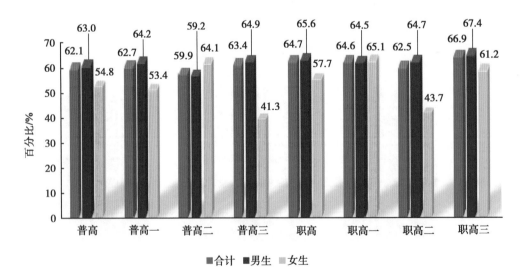

图 4-3-9   不同年级、性别高中生现在吸烟者想戒烟的比例

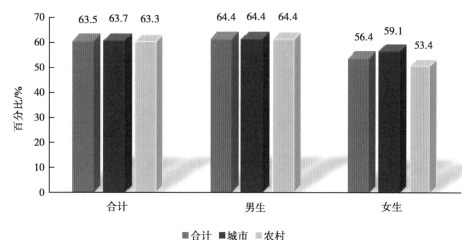

图 4-3-10　不同地区、性别高中生现在吸烟者想戒烟的比例

（2）尝试过戒烟的比例：现在吸烟的中学生在过去 12 个月内尝试过戒烟的比例为 72.6%，男生（73.5%）高于女生（68.8%），但差异没有统计学意义；城市（73.8%）高于农村（71.8%），但差异没有统计学意义（图 4-3-11）。

具体见附表 4-3-3。

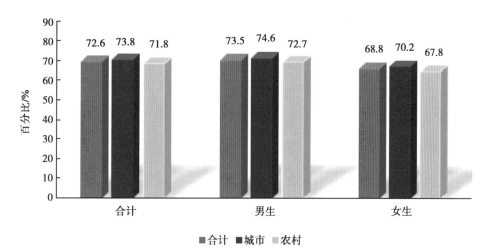

图 4-3-11　不同地区、性别中学生现在吸烟者尝试过戒烟的比例

1）初中：现在吸烟的初中生在过去 12 个月内尝试过戒烟的比例为 71.6%，男生（72.1%）高于女生（70.0%），但差异没有统计学意义；城市（74.4%）高于农村（70.2%），但差异没有统计学意义；初三（73.6%）高于初二（70.4%），初二高于初一（68.7%），但年级间差异没有统计学意义（图 4-3-12、图 4-3-13，附表 4-3-3）。

男生现在吸烟者尝试戒烟比例初三（74.6%）高于初二和初一（均为 69.8%），但年级间差异没有统计学意义；城市（75.6%）高于农村（70.4%），但差异没有统计学意义。女生现在吸烟者尝试戒烟比例最高的是初二（72.1%），其次为初三（70.2%），初一最低（66.6%），但年级间差异没有统计学意义；城市（71.2%）高于农村（69.4%），但差异没有统计学意义（图 4-3-12、图 4-3-13）。

具体见附表 4-3-3。

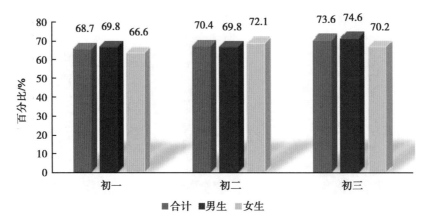

图 4-3-12　不同年级、性别初中生现在吸烟者尝试过戒烟的比例

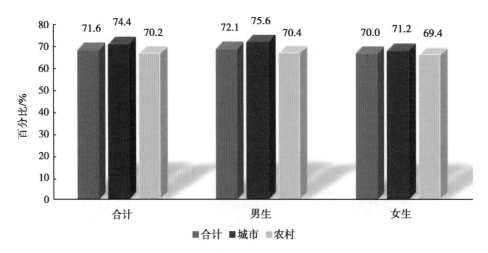

图 4-3-13　不同地区、性别初中生现在吸烟者尝试过戒烟的比例

2)高中：现在吸烟的高中生在过去 12 个月内尝试过戒烟的比例为 73.3%，男生(74.2%)高于女生(67.2%)；城市(73.5%)高于农村(73.1%)，但差异没有统计学意义；普高 72.0%，其中普高二(73.8%)高于普高一(72.1%)，普高一高于普高三(70.5%)，职高 74.4%，其中职高一、二、三分别为 75.9%、72.9%、74.3%，年级间差异均没有统计学意义(图 4-3-14、图 4-3-15，附表 4-3-3)。

男生现在吸烟者尝试戒烟的比例，城市(74.2%)高于农村(74.1%)，但差异没有统计学意义；普高72.6%，其中普高二(74.2%)最高，其次为普高一(73.1%)，普高三最低(71.0%)；职高 75.6%，职高一、二、三分别为 77.7%、75.1%、73.9%，年级间差异均没有统计学意义。女生现在吸烟者尝试戒烟的比例，城市(69.4%)高于农村(64.9%)，但差异没有统计学意义；普高(67.4%)高于职高(67.0%)，普高二(71.1%)高于普高一(66.1%)，普高一高于普高三(63.8%)，职高三(78.0%)高于职高一(68.0%)，职高一高于职高二(56.8%)，但年级间差异均没有统计学意义(图 4-3-14、图 4-3-15)。

具体见附表 4-3-3。

(3)接受过戒烟建议的比例：接受过戒烟建议指有组织的戒烟活动或者来自专业人员的建议。

现在吸烟的中学生接受过戒烟建议的比例为 10.7%，男生(11.1%)高于女生(9.0%)，但差异没有统计学意义；农村(11.0%)略高于城市(10.3%)，但差异没有统计学意义(图 4-3-16)。

具体见附表 4-3-4。

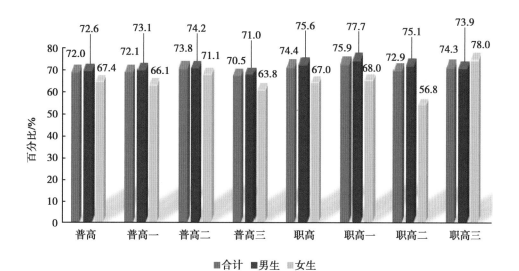

图 4-3-14 不同年级、性别高中生现在吸烟者尝试过戒烟的比例

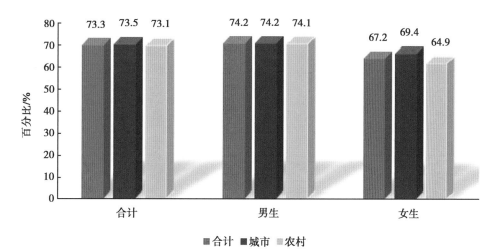

图 4-3-15 不同地区、性别高中生现在吸烟者尝试过戒烟的比例

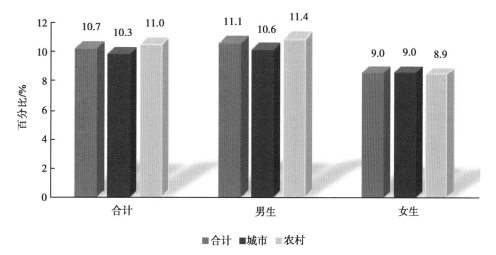

图 4-3-16 不同地区、性别中学生现在吸烟者接受过戒烟建议的比例

1)初中:现在吸烟的初中生接受过戒烟建议的比例为 9.8%,男生(10.1%)高于女生(9.1%),但差异没有统计学意义;农村(10.0%)略高于城市(9.5%),差异没有统计学意义;初二(10.5%)高于初一(9.6%),初一高于初三(9.4%),但年级间差异没有统计学意义(图 4-3-17、图 4-3-18,附表 4-3-4)。

男生现在吸烟者接受过戒烟建议比例最高的是初二(10.9%),其次为初一(9.7%),初三最低(9.6%),但年级间差异没有统计学意义;城市(9.8%)与农村(10.3%)相近。女生现在吸烟者接受过戒烟建议比例最高的是初一(9.4%),其次为初二(9.3%),初三最低(8.7%),但年级间差异没有统计学意义;城市(9.0%)与农村(9.1%)接近,差异没有统计学意义(图 4-3-17、图 4-3-18)。

具体见附表 4-3-4。

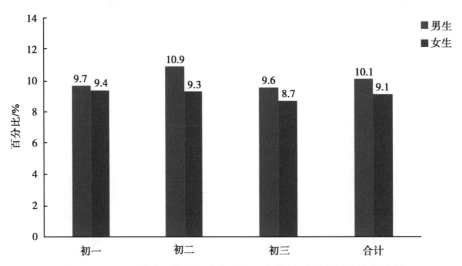

图 4-3-17   不同年级、性别初中生现在吸烟者接受过戒烟建议的比例

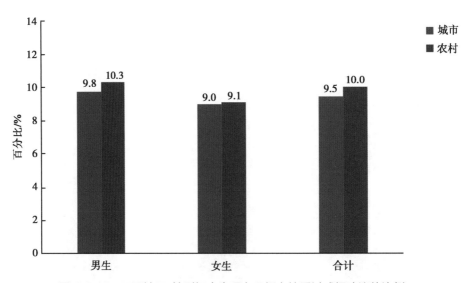

图 4-3-18   不同地区、性别初中生现在吸烟者接受过戒烟建议的比例

2)高中:现在吸烟的高中生接受过戒烟建议的比例为 11.3%,男生(11.6%)高于女生(8.8%),但差异没有统计学意义;农村(11.8%)高于城市(10.6%),但差异没有统计学意义;普高 11.5%,其中普高三(12.6%)高于普高一(12.1%),普高一高于普高二(9.6%),但年级间差异没有统计学意义;职高 11.1%,

其中职高二(12.4%)高于职高三(11.3%),职高三高于职高一(9.6%),但年级间差异没有统计学意义(图 4-3-19、图 4-3-20,附表 4-3-4)。

男生现在吸烟者接受过戒烟建议的比例,农村(12.2%)高于城市(10.9%),但差异没有统计学意义;普高为 11.8%,其中普高三(12.9%)最高,其次为普高一(12.6%),普高二最低(9.6%),但年级间差异没有统计学意义;职高为 11.5%,职高二(13.3%)高于职高三(11.7%),职高三高于职高一(9.5%),但差异没有统计学意义。女生现在吸烟者接受过戒烟建议的比例,城市(9.0%)高于农村(8.6%),但差异没有统计学意义;普高(9.2%)高于职高(8.6%),其中普高二(9.5%)最高,其次为普高一(9.4%),普高三最低(8.4%),但年级间差异均没有统计学意义;职高一(10.0%)高于职高三(8.1%),职高三高于职高二(6.5%),但年级间差异均没有统计学意义(图 4-3-19、图 4-3-20)。

具体见附表 4-3-4。

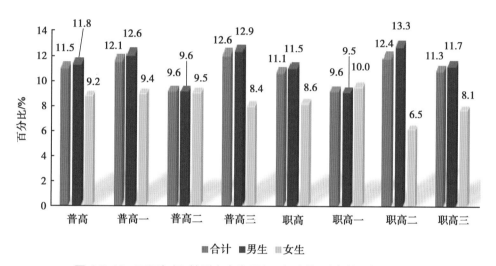

图 4-3-19　不同年级、性别高中生现在吸烟者接受过戒烟建议的比例

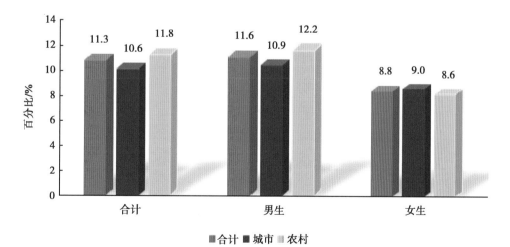

图 4-3-20　不同地区、性别高中生现在吸烟者接受过戒烟建议的比例

4.4 二手烟暴露

- 在过去 7 天内,56.4% 的中学生(初中生 53.4%、高中生 60.6%)在家、室内公共场所、室外公共场所或公共交通工具看到有人吸烟。
- 在过去 30 天内,有 39.9% 的中学生在学校(室内或室外)看到过有人吸烟,农村(43.2%)高于城市(36.2%);高中生(47.2%)高于初中生(34.6%)。
- 40.2% 的中学生在学校见到过教师吸烟;8.6% 的中学生(初中生 7.0%、高中生 10.9%)几乎每天都看到教师在学校吸烟。

4.4.1 四类场所的二手烟暴露

根据学生对"过去 7 天内,在家、室内公共场所、室外公共场所、公共交通工具是否看到有人吸烟"的回答,判断学生在以上四类场所的二手烟暴露情况。只要学生报告在四类场所中有任何一类场所有人吸烟,则认为其暴露于二手烟。

过去 7 天内,56.4% 的中学生报告在家、室内公共场所、室外公共场所或公共交通工具看到有人吸烟。其中,男生(59.0%)高于女生(53.6%);农村 55.9%、城市 57.0%。在此四类场所中,有人吸烟的比例由高到低依次为室外公共场所、室内公共场所、家和公共交通工具,分别为 42.1%、39.3%、29.5% 和 19.8%(图 4-4-1、图 4-4-2)。

具体见附表 4-4-1。

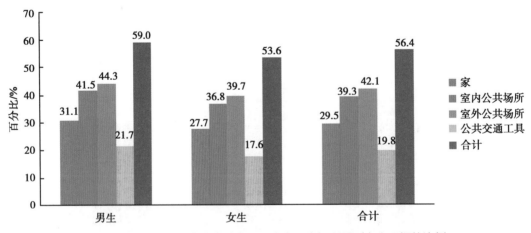

图 4-4-1 不同性别中学生过去 7 天内在四类场所看到有人吸烟的比例

(1)初中:过去 7 天内,53.4% 的初中生报告在家、室内公共场所、室外公共场所或公共交通工具看到有人吸烟,男生(55.1%)高于女生(51.5%);初一至初三分别为 48.4%、54.7%、57.5%,初一与初二、初三间差异有统计学意义;城市和农村分别为 54.7% 和 52.3%,差异没有统计学意义。在此四类场所中,看到有人吸烟的比例由高到低依次为室外公共场所、室内公共场所、家和公共交通工具,分别

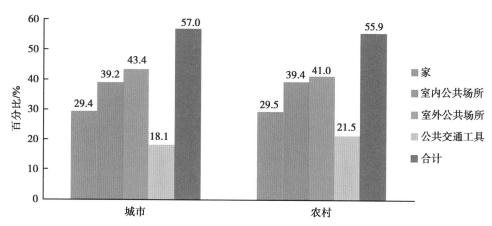

图 4-4-2　不同地区中学生过去 7 天内在四类场所看到有人吸烟的比例

为 38.5%、34.8%、29.4%、18.4%（图 4-4-3、图 4-4-4）。

具体见附表 4-4-1。

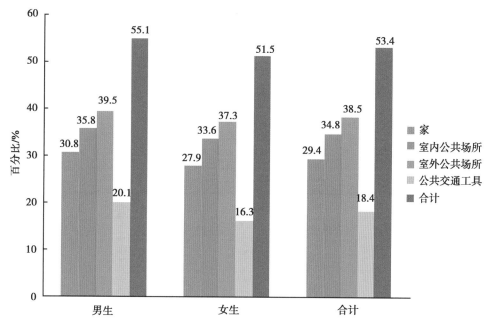

图 4-4-3　不同性别初中生过去 7 天内在四类场所看到有人吸烟的比例

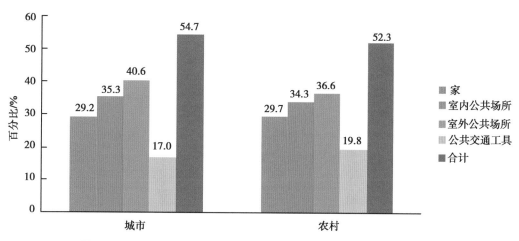

图 4-4-4　不同地区初中生过去 7 天内在四类场所看到有人吸烟的比例

（2）高中：过去7天内，60.6%的高中生报告在家、室内公共场所、室外公共场所或公共交通工具看到有人吸烟，男生（64.6%）高于女生（56.3%）；普高（63.1%）高于职高（54.5%）。城市和农村分别为60.2%和60.9%，差异没有统计学意义。在此四类场所中，看到有人吸烟的比例由高到低依次为室外公共场所、室内公共场所、家和公共交通工具，分别为47.1%、45.5%、29.5%、21.5%（图4-4-5、图4-4-6）。

具体见附表4-4-1。

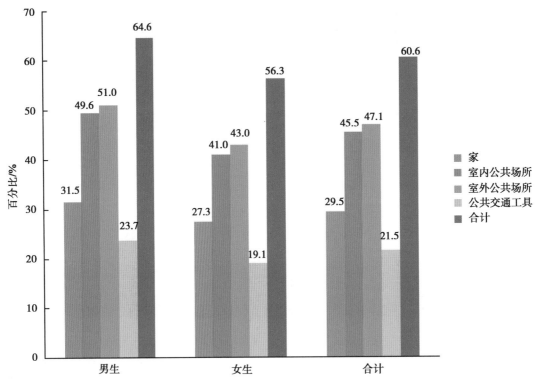

图4-4-5　不同性别高中生过去7天内在四类场所看到有人吸烟的比例

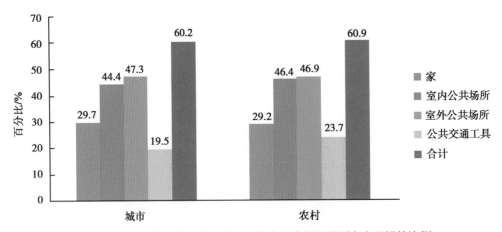

图4-4-6　不同地区高中生过去7天内在四类场所看到有人吸烟的比例

4.4.2　学校内有人吸烟情况

（1）学校内看到有人吸烟：在过去30天内，有39.9%的中学生在学校（室内或室外）看到过有人吸烟，男生（45.4%）高于女生（33.8%）；农村（43.2%）高于城市（36.2%）。城市男生为41.1%，高于城市女生(30.9%);农村男生为49.3%,高于农村女生(36.5%)(图4-4-7)。

具体见附表4-4-2。

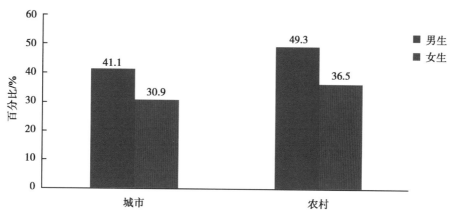

图4-4-7　不同地区、性别中学生过去30天内在学校看到过有人吸烟的比例

1)初中:在过去30天内,有34.6%的初中生在学校(室内或室外)看到过有人吸烟,男生(38.6%)高于女生(30.1%);农村(37.9%)高于城市(31.0%);随着年级的增长,在学校内看到有人吸烟的比例上升,初一至初三分别为29.1%、35.1%和40.0%(图4-4-8)。

具体见附表4-4-2。

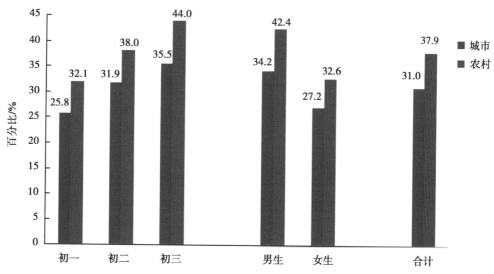

图4-4-8　不同地区、年级、性别初中生过去30天内在学校看到有人吸烟的比例

2)高中:在过去30天内,有47.2%的高中生在学校(室内或室外)看到过有人吸烟,男生(55.1%)高于女生(38.8%);农村(50.6%)高于城市(43.4%);普高和职高分别为47.8%和45.7%,差异没有统计学意义,普高三(52.3%)和普高二(49.4%)高于普高一(42.2%),职高各年级间差异没有统计学意义。农村男生为59.1%,高于城市男生(50.7%);农村女生为41.6%,高于城市女生35.7%(图4-4-9)。

具体见附表4-4-2。

(2)学校内看到教师吸烟:根据学生对"在校期间,多久会看到教师在学校(包括室内和室外区域)吸烟"的回答,只要对任一问题回答"几乎每天"或"有时",则认为在学校内见到教师吸烟。

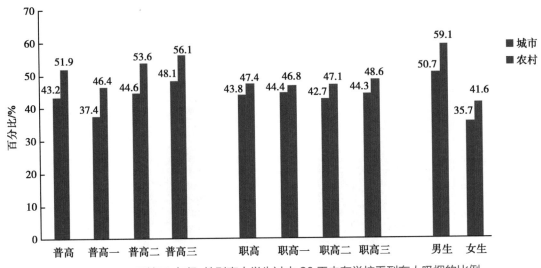

图 4-4-9 不同地区、年级、性别高中学生过去 30 天内在学校看到有人吸烟的比例

在校期间,40.2% 的中学生在学校看到过教师吸烟,男生(44.2%)高于女生(35.6%);农村(45.7%)高于城市(34.0%)。

在校期间,8.6% 的中学生几乎每天看到教师在学校吸烟,男生(11.6%)高于女生(5.3%);农村(10.3%)高于城市(6.7%)。

具体见附表 4-4-3。

1) 初中:在校期间,35.1% 的初中生在学校看到过教师吸烟,男生(38.3%)高于女生(31.2%);农村(40.6%)高于城市(28.7%);随着年级的增长,在学校内看到有人吸烟的比例上升,初一至初三分别为 24.5%、37.2% 和 44.0%。

在校期间,7.0% 的初中生几乎每天看到教师在学校吸烟,男生(9.1%)高于女生(4.5%);农村(8.7%)高于城市(5.0%);随着年级的增长,几乎每天在学校看到教师吸烟的比例上升,初一至初三分别为 4.7%、6.5% 和 9.9%。

具体见附表 4-4-3。

2) 高中:在校期间,47.2% 的高中生在学校看到过教师吸烟,男生(52.6%)高于女生(41.5%);农村(52.5%)高于城市(41.3%);普高为 49.3%,高于职高(42.1%)。普高三(56.3%)和普高二(53.2%)高于普高一(39.3%);职高一至职高三分别为 37.2%、43.2% 和 47.2%。

在校期间,10.9% 的高中生几乎每天看到教师在学校吸烟。男生(15.1%)高于女生(6.4%);农村(12.5%)高于城市(9.1%);普高(11.5%)高于职高(9.4%),普高三(15.0%)和普高二(12.1%)高于普高一(7.8%)。

具体见附表 4-4-3。

4.4.3 对二手烟危害的认知

72.3% 的中学生认为二手烟"肯定"有危害,男生(74.2%)高于女生(70.3%);城市(73.9%)高于农村(70.9%);现在非吸烟者(73.0%)高于现在吸烟者(59.1%)。

具体见附表 4-4-4。

（1）初中：68.5% 的初中生认为二手烟"肯定"有危害，男生（71.5%）高于女生（64.9%）；城市（71.0%）高于农村（66.2%）；现在非吸烟者（69.2%）高于现在吸烟者（50.3%）。初三为 72.3%，高于初一（65.9%）和初二（67.3%）。

具体见附表 4-4-4。

（2）高中：77.6% 的高中生认为二手烟"肯定"有危害，男生为 77.9%，女生为 77.2%；城市为 77.9%，农村为 77.3%，差异均没有统计学意义；现在非吸烟者（78.5%）高于现在吸烟者（65.2%）；普高（80.6%）高于职高（70.1%），其中普高三（83.2%）高于普高一（78.6%）和普高二（80.3%），差异有统计学意义，职高一到职高三分别为 66.9%、72.0% 和 72.1%，差异没有统计学意义。

具体见附表 4-4-4。

4.5 烟草制品的获得与价格

- 在现在吸卷烟者中，77.2% 的中学生（初中生 73.6%、高中生 79.6%）在过去 30 天买烟时没有因为不满 18 岁而被拒绝。
- 在现在吸卷烟者中，53.5% 的中学生（初中生 52.9%、高中生 53.9%）在过去 30 天购买 1 包 20 支的卷烟的价格在 10~19 元间，平均值为 28.6 元，中位数为 16.0 元。

4.5.1 买烟时是否因为低年龄而被拒绝

现在吸卷烟的中学生中，在过去 30 天内买烟时，77.2% 没有因为不满 18 岁而被拒绝，男生 76.6%，女生 80.1%；城市 75.9%，农村 78.0%。在城市中，女生为 79.7%，高于男生（75.1%）；在农村，女生为 80.5%，高于男生（77.5%）。以上差异均没有统计学意义（图 4-5-1）。

具体见附表 4-5-1。

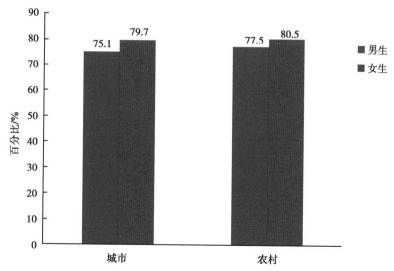

图 4-5-1　不同地区、性别现在吸卷烟的中学生在过去 30 天内
最近一次买烟时未因不满 18 岁而被拒绝的比例

（1）初中：现在吸卷烟的初中生中，在过去30天内买烟时，73.6%没有因为不满18岁而被拒绝，男生72.5%，女生77.2%；初一至初三分别为68.7%、72.2%和76.6%，以上差异均没有统计学意义。农村（76.7%）高于城市（67.2%），差异具有统计学意义（图4-5-2）。

具体见附表4-5-1。

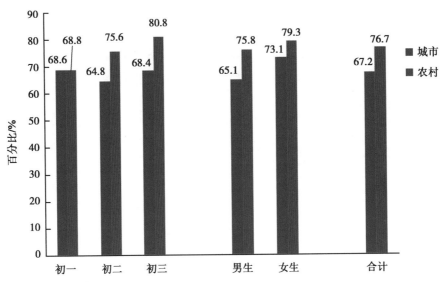

图4-5-2　不同地区、年级、性别现在吸卷烟的初中生过去30天内
最近一次买烟时未因不满18岁而被拒绝的比例

（2）高中：现在吸卷烟的高中生中，在过去30天内买烟时，79.6%没有因为不满18岁而被拒绝，男生79.0%，女生84.3%；城市80.1%，农村79.3%，差异均没有统计学意义。普高和职高分别为82.6%和77.1%，普高随年级增长，比例升高，但差异没有统计学意义；职高二（81.4%）高于职高三（76.4%）和职高一（73.8%）（图4-5-3）。

具体见附表4-5-1。

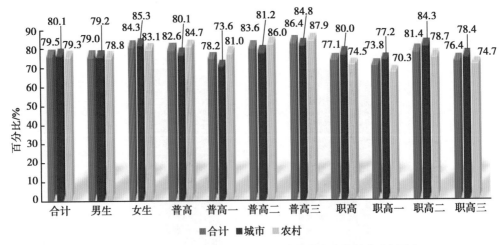

图4-5-3　不同地区、年级、性别现在吸卷烟的高中生过去30天内
最近一次买烟时未因不满18岁而被拒绝的比例

4.5.2　学生消费卷烟的价格

现在吸卷烟并且在过去 30 天内购买过卷烟的中学生中,5.1% 购买每包卷烟的价格<10 元,53.5% 在 10~19 元,22.3% 在 20~29 元,3.8% 在 30~39 元,3.6% 在 40~49 元,11.7% 在 50 元及以上。现在吸卷烟的中学生购买 20 支卷烟的平均花费为 28.6 元,其中 50% 的吸烟者不超过 16.0 元。中学生购买卷烟的价格,城市,高于农村,高中高于初中(图 4-5-4)。

具体见附表 4-5-2。

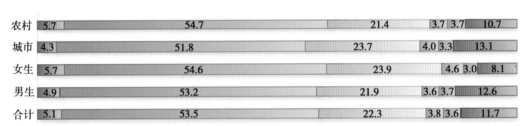

图 4-5-4　现在吸卷烟的中学生过去 30 天内最后一次购买一包卷烟的价格分布

(1)初中:现在吸卷烟并且在过去 30 天内购买过卷烟的初中生中,6.3% 购买每包卷烟的价格<10 元,52.9% 在 10~19 元,20.4% 在 20~29 元,3.8% 在 30~39 元,3.1% 在 40~49 元,13.5% 在 50 元及以上。现在吸卷烟的初中生购买 20 支卷烟的平均花费为 25.9 元,其中 50% 的吸烟者不超过 15.7 元。初中生购买卷烟的价格,城市高于农村,女生高于男生(图 4-5-5)。

具体见附表 4-5-2。

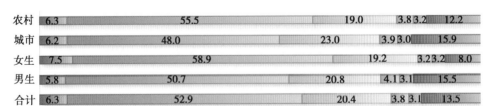

图 4-5-5　现在吸卷烟的初中生过去 30 天内最后一次购买一包卷烟的价格分布

(2)高中:现在吸卷烟并且在过去 30 天内购买过卷烟的高中生中,4.3% 购买每包卷烟的价格<10 元,53.9% 在 10~19 元,23.6% 在 20~29 元,3.8% 在 30~39 元,3.9% 在 40~49 元,10.5% 在 50 元及以上。现在吸卷烟的高中生购买 20 支卷烟的平均花费为 30.1 元,其中 50% 的吸烟者不超过 16.6 元。高中生购买卷烟的价格,城市高于农村,普高高于职高(图 4-5-6)。

具体见附表 4-5-2。

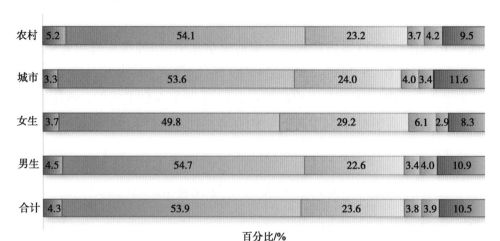

图 4-5-6　现在吸卷烟的高中生过去 30 天内最后一次购买一包卷烟的价格分布

4.6　控烟宣传与烟草广告促销

- 65.7% 的中学生（初中生 66.2%、高中生 65.0%）报告过去 30 天内在电视、广播、互联网、户外广告牌、海报、报纸、杂志或电影上接触过控烟宣传信息。
- 过去 12 个月内,47.5% 的中学生（初中生 48.3%、高中生 46.3%）报告在课堂上学习过关于烟草使用导致具体健康危害的知识。
- 过去 30 天内,在看过电影、电视、视频或录像的中学生中,65.9%（初中生 63.8%、高中生 68.8%）报告看到过吸烟镜头。
- 过去 30 天内,在去过烟草零售店的中学生中,39.7%（初中生 41.1%、高中生 38.2%）报告在烟草零售店看到过烟草产品的广告或者促销。
- 过去 30 天内,在使用过互联网的中学生中,20.3%（初中生 19.9%、高中生 20.9%）报告在互联网上看到过烟草产品的广告 / 视频。
- 2.2% 的中学生（初中生 2.0%、高中生 2.5%）报告曾经被烟草公司工作的人给过免费的烟草产品。

4.6.1　控烟宣传

通过学生对"在过去 30 天内,你是否在电视、广播、互联网、户外广告牌、海报、报纸、杂志或电影上,听到或看到过控烟的信息"和"在过去 12 个月内,是否有人在课堂上教过你们关于烟草使用的后果,如吸烟会导致牙齿发黄、皮肤长皱纹或者味道难闻"的回答,来评判学生接触控烟信息宣传的程度。

65.7% 的中学生报告在过去 30 天内在电视、广播、互联网、户外广告牌、海报、报纸、杂志或电影上听到或看到过控烟的信息,其中,男生 65.8%、女生 65.6%,差异没有统计学意义;城市(68.5%)高于农村(63.1%);无论城市和农村,现在非吸烟者(66.2%)均明显高于现在吸烟者(55.2%)(图 4-6-1)。

具体见附表 4-6-1。

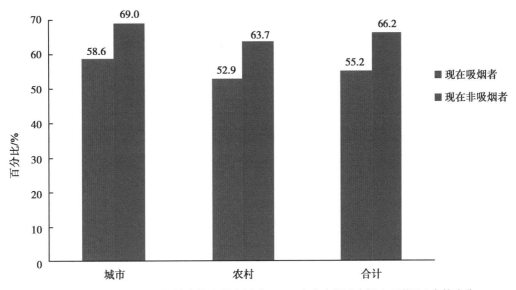

图 4-6-1 不同地区、吸烟状态的中学生过去 30 天内在电视 / 广播 / 互联网 / 户外广告牌等媒体上接触到控烟信息的比例

过去 12 个月内,47.5% 的中学生报告在课堂上学习过关于烟草使用导致具体健康危害的知识,其中,男生 47.1%、女生 47.9%;城市 49.0%、农村 46.1%,差异均没有统计学意义。现在非吸烟者(47.7%)高于现在吸烟者(43.5%),差异有统计学意义;农村地区的现在非吸烟者(46.3%)高于现在吸烟者(41.4%),差异有统计学意义;城市地区的现在非吸烟者(49.2%)高于现在吸烟者(46.5%),差异没有统计学意义(图 4-6-2)。

具体见附表 4-6-2。

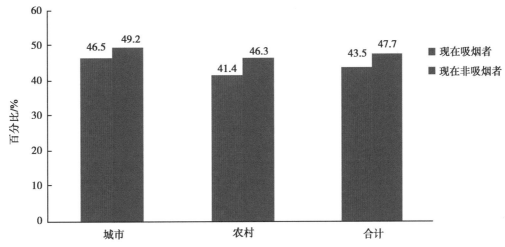

图 4-6-2 不同地区、吸烟状态的中学生过去 12 个月内在课堂上学习过关于烟草使用导致具体健康危害知识的比例

(1)初中:66.2% 的初中生报告过去 30 天内在电视、广播、互联网、户外广告牌、海报、报纸、杂志或电影上,听到或看到过控烟的信息,其中,男生 66.6%、女生 65.6%,差异没有统计学意义;城市

(69.1%)高于农村(63.6%),差异有统计学意义;初二(68.0%)高于初一(64.2%),初二与初三(66.3%)接近;无论城市和农村,现在非吸烟者(66.6%)均明显高于现在吸烟者(53.3%)(图4-6-3)。

具体见附表4-6-1。

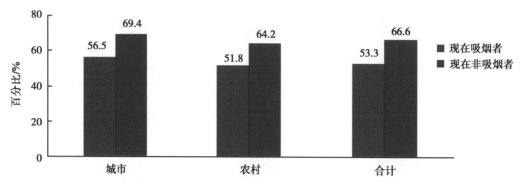

图 4-6-3　不同地区、吸烟状态的初中生过去 30 天内在电视/广播/互联网/户外广告牌等媒体上接触到控烟信息的比例

过去 12 个月内,48.3% 的初中生报告在课堂上学习过关于烟草使用导致具体健康危害的知识,其中,男生 48.2%、女生 48.5%,城市 50.0%、农村 46.8%,初一 46.3%、初二 49.5%、初三 49.2%,差异均没有统计学意义;城市的现在非吸烟者(50.2%)与现在吸烟者(43.8%)间的差异没有统计学意义,农村的现在非吸烟者(47.1%)高于现在吸烟者(39.6%)(图4-6-4)。

具体见附表4-6-2。

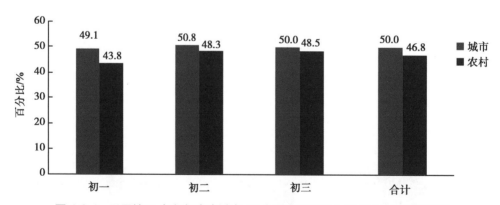

图 4-6-4　不同地区、年级初中生过去 12 个月内在课堂上学习过关于烟草使用导致具体健康危害知识的比例

(2)高中:65.0% 的高中生报告在过去 30 天内在电视、广播、互联网、户外广告牌、海报、报纸、杂志或电影上,听到或看到过控烟的信息,其中,男生 64.6%、女生 65.5%,普高 65.0%、职高 65.0%,普高一 65.4%、普高二 65.3%、普高三 64.4%,职高一 63.4%、职高二 67.0%、职高三 64.7%,差异均没有统计学意义。城市(67.8%)高于农村(62.5%);无论城市和农村,现在非吸烟者(65.6%)均明显高于现在吸烟者(56.4%)(图4-6-5)。

具体见附表4-6-1。

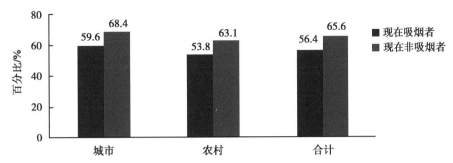

图 4-6-5　不同地区、吸烟状态的高中生过去 30 天内在电视 / 广播 / 互联网 / 户外广告牌
等媒体上接触到控烟信息的比例

过去 12 个月内,46.3% 的高中生报告在课堂上学习过关于烟草使用导致具体健康危害的知识,其中,男生 45.6%、女生 47.1%,城市 47.8%、农村 45.0%,现在非吸烟者 46.4%、现在吸烟者 45.2%,差异均没有统计学意义。职高(51.7%)高于普高(44.1%);普高一(44.7%)、普高二(43.5%)、普高三(44.1%)间差异没有统计学意义;职高一(51.2%)、职高二(53.7%)、职高三(50.2%)间差异没有统计学意义(图 4-6-6)。

具体见附表 4-6-2。

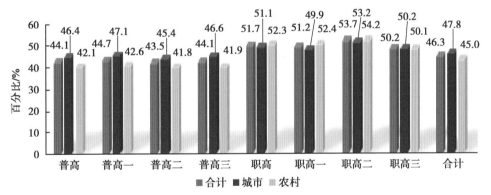

图 4-6-6　不同地区、年级高中生过去 12 个月内在课堂上学习过关于烟草使用
导致具体健康危害知识的比例

4.6.2　在电影、电视、视频或录像中看到过吸烟镜头

过去 30 天内,在看过电影、电视、视频或录像的中学生中,65.9% 报告看到过吸烟镜头,其中,男生(70.9%)高于女生(60.3%);农村(67.3%)高于城市(64.3%);现在吸烟者(79.2%)高于现在非吸烟者(65.1%)(图 4-6-7)。

具体见附表 4-6-3。

(1)初中:过去 30 天内,在看过电影、电视、视频或录像的初中生中,63.8% 报告看到过吸烟镜头,其中,男生(68.2%)高于女生(58.5%),初二(64.6%)、初三(66.4%)高于初一(60.4%),农村(65.5%)高于城市(61.7%),现在吸烟者(78.4%)高于现在非吸烟者(63.2%)(图 4-6-8、图 4-6-9)。

具体见附表 4-6-3。

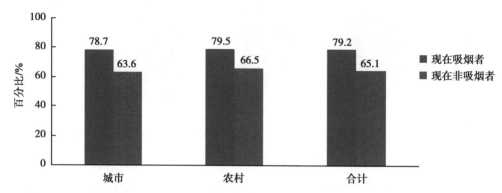

图 4-6-7   不同地区、吸烟状态的中学生在电影、电视、视频或录像中看到过吸烟镜头的比例

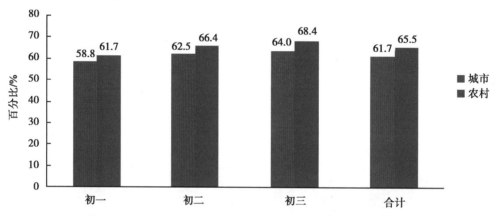

图 4-6-8   不同地区、年级的初中生在电影、电视、视频或录像中看到过吸烟镜头的比例

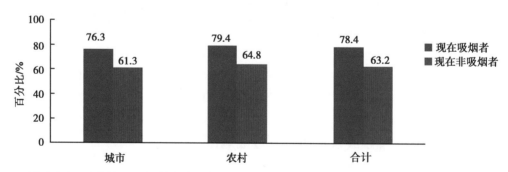

图 4-6-9   不同地区、吸烟状态的初中生在电影、电视、视频或录像中看到过吸烟镜头的比例

（2）高中：过去 30 天内，在看过电影、电视、视频或录像的高中生中，68.8% 报告看到过吸烟镜头，其中，男生（74.6%）高于女生（62.5%）；现在吸烟者（79.7%）高于现在非吸烟者（67.9%）；城市（67.7%）与农村（69.8%）间差异没有统计学意义。职高（70.8%）高于普高（67.9%），其中，普高一（67.6%）、普高二（68.9%）和普高三（67.2%）年级间差异没有统计学意义；职高一（72.6%）、职高二（69.6%）和职高三（69.8%）年级间差异没有统计学意义（图 4-6-10、图 4-6-11）。

具体见附表 4-6-3。

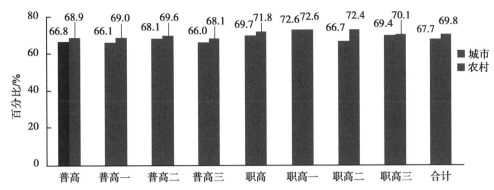

图 4-6-10　不同地区、学校类型、年级高中生在电影、电视、视频或录像中看到过吸烟镜头的比例

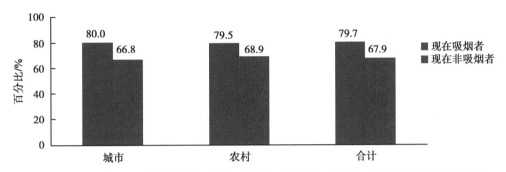

图 4-6-11　不同地区、吸烟状态的高中生在电影、电视、视频或录像中看到过吸烟镜头的比例

4.6.3　烟草营销活动

通过了解学生在过去 30 天内是否在"烟草零售店看到过烟草产品的广告或者促销""互联网上看到过烟草产品的广告/视频"和"曾经有被烟草公司工作的人给过免费的烟草产品"三个问题来判断学生是否暴露于烟草广告和促销等营销活动。

过去 30 天内,在去过烟草零售店的中学生中,39.7% 报告在烟草零售店看到过烟草产品的广告或者促销,其中,男生(37.7%)低于女生(42.5%);现在吸烟者(37.4%)低于现在非吸烟者(40.1%);城市(40.5%)和农村(39.1%)间差异没有统计学意义。

过去 30 天内,在使用过互联网的中学生中,20.3% 报告在互联网上看到过烟草产品的广告/视频,其中,男生(21.1%)高于女生(19.5%);现在吸烟者(28.3%)高于现在非吸烟者(19.9%);城市(19.9%)和农村(20.7%)间差异没有统计学意义。

2.2% 的中学生报告被烟草公司工作的人给过免费的烟草产品,其中,男生(2.8%)高于女生(1.6%);现在吸烟者(7.0%)高于现在非吸烟者(2.0%);农村(2.3%)和城市(2.2%)间差异没有统计学意义(图 4-6-12)。

具体见附表 4-6-4。

(1)初中:过去 30 天内,在去过烟草零售店的初中生中,41.1% 报告在烟草零售店看到过烟草产品的广告或者促销,其中,男生(39.0%)低于女生(43.9%);现在吸烟者 42.5%、现在非吸烟者 41.0%,初一 40.9%、初二 42.4%、初三 40.1%,城市 42.3%、农村 40.1%,差异均没有统计学意义。

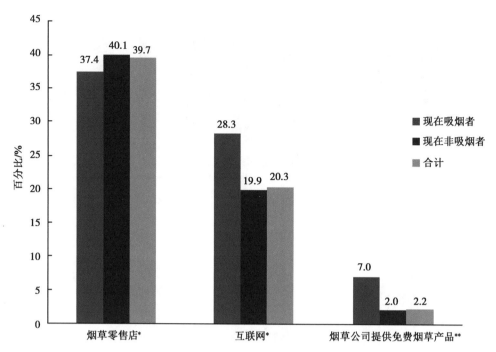

图 4-6-12　不同吸烟状态的中学生接触烟草营销活动的比例

注：*,在去过烟草零售店或使用过互联网的中学生中；**,在所有中学生中。

过去30天内,在使用过互联网的初中生中,19.9% 报告在互联网上看到过烟草产品的广告 / 视频,其中,男生(20.6%)高于女生(19.0%);现在吸烟者(32.0%)高于现在非吸烟者(19.3%);初二(20.1%)和初三(20.8%)高于初一(18.6%);农村(20.6%)高于城市(19.1%)。

2.0% 的初中生报告被烟草公司工作的人给过免费的烟草产品,其中,男生(2.5%)高于女生(1.5%);现在吸烟者(7.1%)高于现在非吸烟者(1.8%);初一(1.9%)、初二(2.0%)和初三(2.1%),以及农村(2.0%)和城市(2.0%)间差异没有统计学意义(图 4-6-13、图 4-6-14)。

具体见附表 4-6-4。

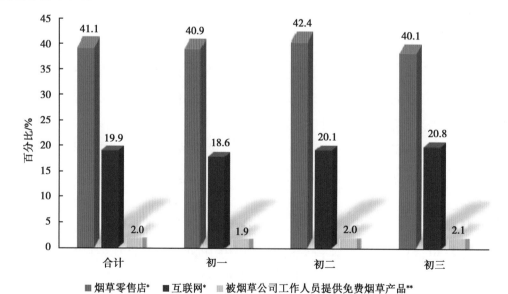

图 4-6-13　不同年级的初中生接触烟草营销活动的比例

注：*,在去过烟草零售店或使用过互联网的初中生中；**,在所有初中生中。

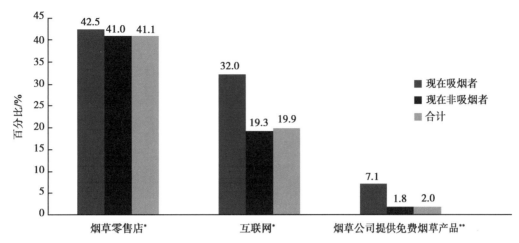

图 4-6-14   不同吸烟状态的初中生接触烟草营销活动的比例
注：*，在去过烟草零售店或使用过互联网的初中生中；**，在所有初中生中。

（2）高中：过去 30 天内，在去过烟草零售店的高中生中，38.2% 报告在烟草零售店看到过烟草产品的广告或者促销，其中，女生（40.9%）高于男生（36.2%）；现在非吸烟者（39.1%）高于现在吸烟者（34.3%）；职高（39.5%）与普高（37.6%）间差异没有统计学意义，其中普高一（39.9%）高于普高二（37.7%）和普高三（35.1%），职高一（39.6%）、职高二（38.3%）和职高三（40.7%）年级间差异没有统计学意义；城市（38.6%）与农村（37.9%）间差异没有统计学意义。

过去 30 天内，在使用过互联网的高中生中，20.9% 报告在互联网上看到过烟草产品的广告／视频，其中，男生（21.8%）高于女生（20.0%），现在吸烟者（25.9%）高于现在非吸烟者（20.5%），差异均有统计学意义；农村（20.9%）与城市（20.9%）相同。职高（24.4%）高于普高（19.4%），差异有统计学意义；其中，普高一（18.9%）、普高二（19.7%）、普高三（19.5%）年级间接近，职高一（24.2%）、职高二（24.5%）和职高三（24.8%）年级间接近。

2.5% 的高中生报告被烟草公司工作的人给过免费的烟草产品，其中，男生（3.4%）高于女生（1.7%）；现在吸烟者（6.9%）高于现在非吸烟者（2.2%）；职高（3.7%）高于普高（2.1%），差异有统计学意义；其中，普高一（1.8%）、普高二（2.1%）和普高三（2.3%），以及职高一（3.1%）、职高二（3.4%）和职高三（4.7%）年级间差异没有统计学意义；农村（2.5%）和城市（2.6%）接近（图 4-6-15、图 4-6-16）。

具体见附表 4-6-4。

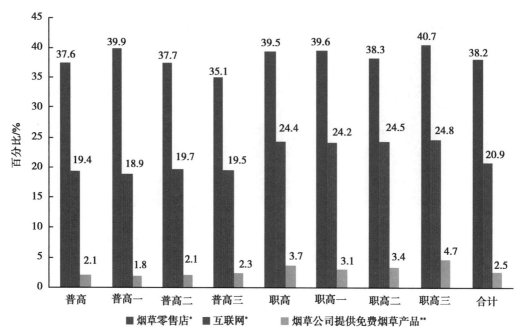

图 4-6-15　不同高中类型的高中生接触烟草营销活动的比例

注：*，在去过烟草零售店或使用过互联网的高中生中；**，在所有高中生中。

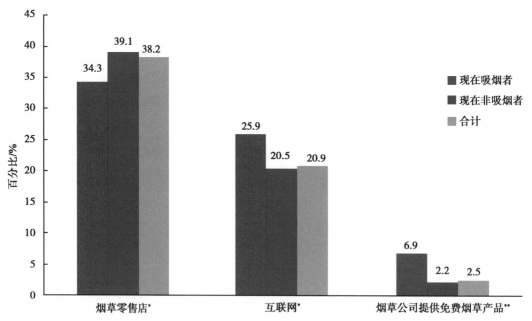

图 4-6-16　不同吸烟状态的高中生接触烟草营销活动的比例

注：*，在去过烟草零售店或使用过互联网的高中生中；**，在所有高中生中。

4.7　对烟草的认知

- 35.7% 的中学生(初中生 38.8%、高中生 31.3%)认为"一旦已经开始吸烟,肯定很难戒掉",其中现在非吸烟者 36.2%(初中生 39.3%、高中生 31.9%),高于现在吸烟者(25.1%)(初中生 27.6%、高中生 23.4%)。
- 现在吸烟的中学生中,67.2%(初中生 68.9%、高中生 66.1%)报告自己的父母至少有一方是吸烟者,显著高于现在非吸烟的中学生(52.3%)(初中生 51.3%、高中生 53.6%)。
- 现在吸烟的中学生中有 90.8%(初中生 86.7%、高中生 93.6%)报告自己的好朋友中有吸烟者,显著高于现在非吸烟的中学生(27.9%)(初中生 20.0%、高中生 39.0%)。

4.7.1　对戒烟难度的认识

35.7% 的中学生认为"一旦已经开始吸烟,肯定很难戒掉",其中,男生(37.1%)高于女生(34.1%);现在非吸烟者(36.2%)高于现在吸烟者(25.1%);城市(36.8%)高于农村(34.6%)。上述差异均有统计学意义(图 4-7-1)。

具体见附表 4-7-1。

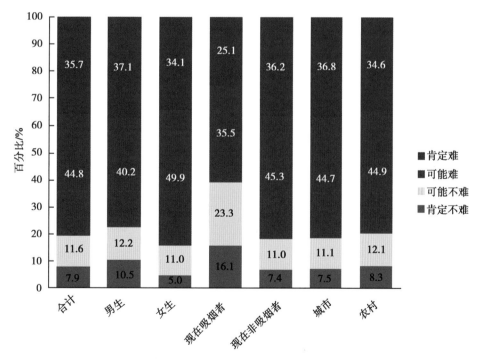

图 4-7-1　不同地区、性别、吸烟状态的中学生对戒烟难度的认识分布

(1)初中:38.8% 的初中生认为"一旦已经开始吸烟,肯定很难戒掉",其中,男生(41.5%)高于女生(35.8%);现在非吸烟者(39.3%)高于现在吸烟者(27.6%);城市(39.8%)与农村(38.0%)间差异没

有统计学意义。不同年级初中生对戒烟难度的看法有所不同,初一(42.4%)高于初二(38.0%)和初三(35.9%)(图 4-7-2、图 4-7-3)。

具体见附表 4-7-1。

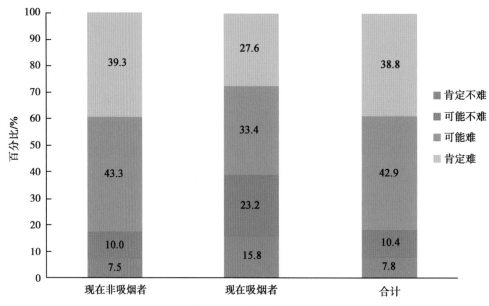

图 4-7-2　不同吸烟状态的初中生对戒烟难度的认识分布

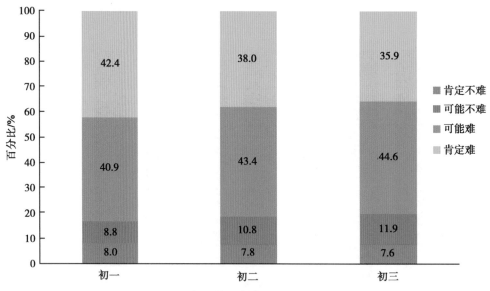

图 4-7-3　不同年级的初中生对戒烟难度的认识分布

(2)高中:31.3% 的高中生认为"一旦已经开始吸烟,肯定很难戒掉",其中,男生 30.8%、女生31.9%,差异没有统计学意义;城市(32.7%)高于农村(30.1%)。职高(30.6%)与普高(31.6%)间,以及各年级间差异均没有统计学意义。现在非吸烟者(31.9%)高于现在吸烟者(23.4%)(图 4-7-4、图 4-7-5)。

具体见附表 4-7-1。

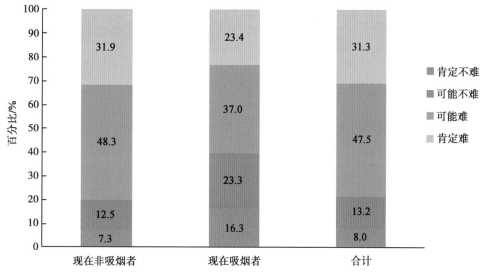

图 4-7-4　不同吸烟状态的高中生对戒烟难度的认识分布

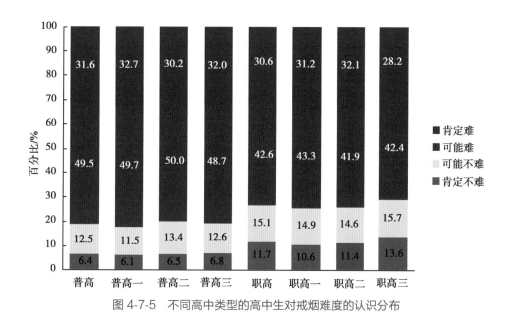

图 4-7-5　不同高中类型的高中生对戒烟难度的认识分布

4.7.2　父母的影响

53.0% 的中学生报告自己的父母至少有一方是吸烟者,其中,报告自己的父亲吸烟的比例为 52.5%、母亲吸烟的比例为 2.6%、父母同时吸烟的比例为 2.1%。男女生间、城乡间差异没有统计学意义。现在吸烟者报告父母吸烟的比例高于现在非吸烟者,67.2% 现在吸烟的中学生报告自己的父母至少有一方是吸烟者,其中父亲吸烟的比例为 65.9%、母亲吸烟的比例为 6.5%、父母双方均吸烟的比例为 5.2%;52.3% 现在非吸烟的中学生报告自己的父母至少有一方是吸烟者,其中父亲吸烟的比例为 51.9%、母亲吸烟的比例为 2.4%、父母双方均吸烟的比例为 2.0%(图 4-7-6)。

具体见附表 4-7-2。

(1)初中:52.0% 的初中生报告自己的父母至少有一方是吸烟者,其中,报告自己的父亲吸烟的比例为 51.5%、母亲吸烟的比例为 2.6%、父母同时吸烟的比例为 2.1%。男女生间、城乡间差异没有统计

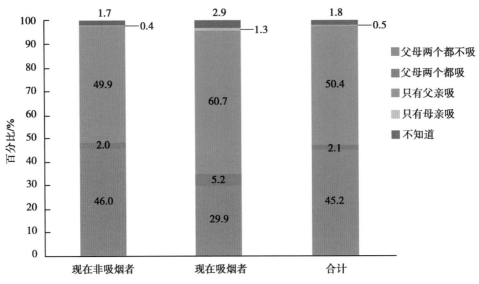

图 4-7-6　不同吸烟状态的中学生父母吸烟的比例

学意义。现在吸烟者报告父母吸烟的比例高于现在非吸烟者,68.9% 现在吸烟的初中生报告自己的父母至少有一方是吸烟者,其中父亲吸烟的比例为 67.4%、母亲吸烟的比例为 6.7%、父母双方均吸烟的比例为 5.2%;51.3% 现在非吸烟的初中生报告自己的父母至少有一方是吸烟者,其中父亲吸烟的比例为 50.9%、母亲吸烟的比例为 2.4%、父母双方均吸烟的比例为 2.0%(图 4-7-7)。

具体见附表 4-7-2。

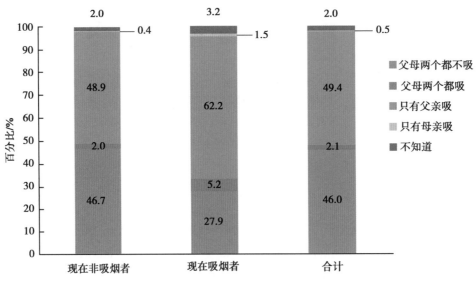

图 4-7-7　不同吸烟状态的初中生父母吸烟的比例

(2)高中：54.4% 的高中生报告自己的父母至少有一方是吸烟者,其中,报告自己的父亲吸烟的比例为 53.9%、母亲吸烟的比例为 2.6%、父母同时吸烟的比例为 2.1%。男女生间、不同高中类型间、城乡间差异均没有统计学意义。现在吸烟者报告父母吸烟的比例高于现在非吸烟者,66.1% 现在吸烟的高中生报告自己的父母至少有一方是吸烟者,其中父亲吸烟的比例为 65.0%、母亲吸烟的比例为 6.3%,父母双方均吸烟的比例为 5.2%;53.6% 现在非吸烟的高中生报告父母至少有一方是吸烟者,其中父亲吸烟的比例为53.2%、母亲吸烟的比例为2.3%、父母双方均吸烟的比例为1.9%(图4-7-8)。

具体见附表4-7-2。

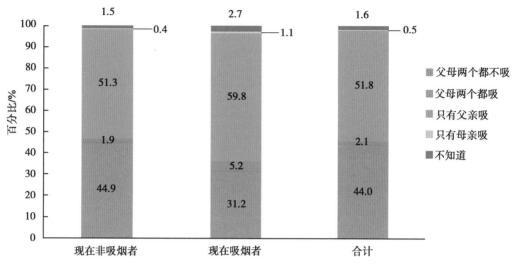

图 4-7-8　不同吸烟状态的高中生父母吸烟的比例

4.7.3　好朋友的影响

31.1%的中学生报告自己的好朋友中有吸烟者,其中,男生(38.4%)高于女生(22.9%);农村(33.5%)高于城市(28.3%);现在吸烟者该比例高达90.8%,明显高于现在非吸烟者(27.9%)(图4-7-9)。

具体见附表4-7-3。

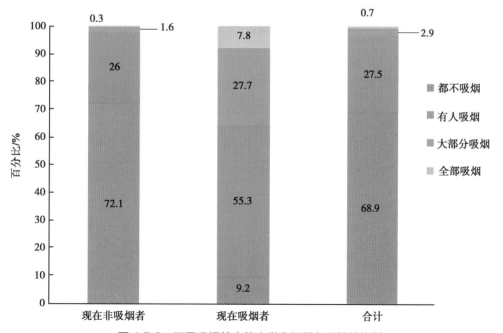

图 4-7-9　不同吸烟状态的中学生好朋友吸烟的比例

(1)初中:22.5%的初中生报告自己的好朋友中有吸烟者,其中,男生(26.6%)高于女生(17.7%);农村(25.5%)高于城市(19.1%);初三(29.8%)最高,初二(22.7%)次之,初一(15.3%)最低;现在吸烟者该比例高达 86.8%,明显高于现在非吸烟者(20.1%)(图 4-7-10)。

具体见附表 4-7-3。

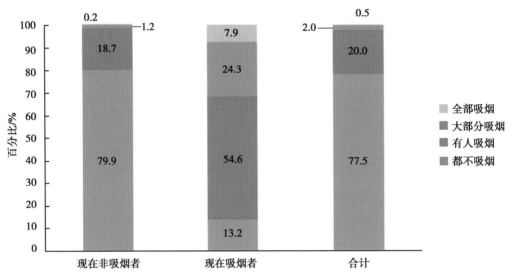

图 4-7-10　不同吸烟状态的初中生好朋友吸烟的比例

(2)高中:42.7% 的高中生报告自己的好朋友中有吸烟者,其中,男生(55.1%)高于女生(29.7%);农村 44.4%、城市 40.9%,差异无统计学意义;职高(51.1%)高于普高(39.3%),普高三(42.1%)和普高二(40.7%)高于普高一(35.4%),职高各年级间差异没有统计学意义;现在吸烟者该比例高达 93.6%,明显高于现在非吸烟者(39.0%)(图 4-7-11)。

具体见附表 4-7-3。

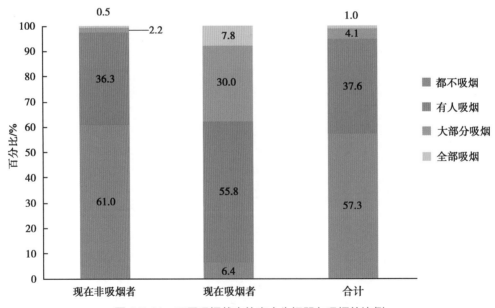

图 4-7-11　不同吸烟状态的高中生好朋友吸烟的比例

5 主要发现与建议

5.1 主要发现

（1）与 2019 年相比，中学生尝试吸卷烟和现在吸卷烟比例持续下降。2021 年中学生尝试吸卷烟的比例为 16.7%，与 2019 年相比，下降了 1.2 个百分点；中学生现在吸卷烟的比例为 4.7%，与 2019 年相比，下降了 1.2 个百分点，提示过去 3 年我国中学生尝试吸卷烟和现在吸卷烟比例均有所下降。

（2）与 2019 年相比，中学生听说过电子烟和现在使用电子烟的比例大幅上升。我国在校中学生电子烟知晓率和使用率远超成人水平。2021 年中学生听说过电子烟的比例为 86.6%，使用过电子烟的比例为 16.1%，与 2019 年相比，分别上升了 9.2 和 3.5 个百分点；中学生现在电子烟使用率为 3.6%，与 2019 年相比，上升了 0.8 个百分点。此外，本次调查结果显示，初中、普通高中和职业高中学生电子烟知晓率分别为 81.5%、94.0% 和 92.3%；使用过电子烟的比例分别为 13.5%、16.6% 和 26.8%；现在使用电子烟的比例分别为 3.1%、3.0% 和 7.2%。2018 年成人烟草调查结果显示，我国 15 岁及以上人群电子烟知晓率为 48.5%，使用过电子烟的比例为 5.0%，现在使用电子烟的比例为 0.9%。提示当前我国在校中学生电子烟知晓和使用率均远超成人水平，尤其是职业高中学生。

（3）高中学生尝试吸卷烟、现在吸卷烟和使用电子烟的比例明显高于初中学生，尤其是职业高中学生。2021 年高中学生尝试吸卷烟、现在吸卷烟、使用电子烟的比例分别为 21.8%、6.5% 和 4.2%，远高于初中学生。其中，职业高中学生该比例高于普通高中学生，分别为 28.9%、12.1% 和 7.2%，提示职业高中应该成为今后控烟工作的重点之一。

（4）与 2019 年相比，中学生二手烟暴露比例有所下降，但我国在校中学生二手烟暴露情况仍较为严重。与 2019 年相比，2021 年初中学生过去 7 天内，在家、室内公共场所、室外工作场所和公共交通工具看到有人吸烟的比例均发生了较为明显的下降，在这四类场所看到有人吸烟的比例下降了 9.8 个百分点，但仍高达 53.4%。此外，普通高中学生和职业高中学生在这四类场所看到有人吸烟的比例均高于初中学生，分别为 63.1% 和 54.5%。提示我国在校中学生二手烟暴露情况仍较为严重。

（5）学校控烟工作取得进展，但违规吸烟现象仍很严重。2019 年国家卫生健康委、中宣部、教育部等八部门联合印发了《关于进一步加强青少年控烟工作的通知》，明确提出"全力推进无烟中小学校建设""任何人不得在校园禁烟区域及其他未成年人集中活动场所吸烟，严肃查处中小学校园内和校园周边违规销售烟草制品行为""加强吸烟危害健康宣传教育"等一系列要求。2019—2021 年，中学生看到校园内有人吸烟的比例、看到教师在校园内吸烟的比例均有所下降,提示学校控烟工作取得一定进展。

但是我们也注意到,仍有 34.6% 的初中学生、47.8% 的普通高中学生和 45.7% 的职业高中学生在过去 30 天看到有人在校园内吸烟;35.0% 的初中学生、49.3% 的普通高中学生和 42.1% 的职业高中学生看到教师在校园内吸烟;初中、普通高中和职业高中学生过去 12 个月内在课堂上学习过烟草使用导致的具体健康危害后果的比例有所下降,分别为 48.3%、44.1% 和 51.7%,提示学校控烟工作仍有待进一步加强。

(6)不向未成年人售烟的法律法规仍未得到有效落实。虽然《中华人民共和国未成年人保护法》和《中华人民共和国烟草专卖法》均有明确规定,禁止向未成年人出售烟酒,但本次调查结果显示,最近一次买烟时没有因为年龄被拒绝的初中学生、普通高中学生和职业高中学生比例分别为 73.6%、82.6% 和 77.1%,提示相关法律并未得到很好的执行和落实。

(7)我国在校中学生购买的卷烟平均价格高于成人,部分学生购买的卷烟价格低于 10 元。本次调查结果显示,初中和高中学生最近一次购买 20 支烟花费在 10 元以上的比例分别为 95.2% 和 96.6%。同时,调查发现现在吸卷烟的中学生购买 20 支卷烟的平均花费为 28.6 元,其中 50% 的吸烟者不超过 16.0 元。4.8% 的初中学生和 3.4% 高中学生报告自己买的卷烟价格在 10 元以下。提示我国在校中学生购买卷烟的价格中位数高于成人,同时市场仍有低价的卷烟可供学生选择。

(8)诱导学生吸烟的烟草广告和促销活动仍广泛存在,影视剧中的吸烟镜头仍未得到有效控制。初中、普通高中、职业高中学生在烟草零售店看到过广告和促销的比例,分别为 41.1%、37.6% 和 39.5%;在互联网上看到过烟草广告和促销的比例,分别为 19.9%、19.4% 和 24.4%;得到过烟草公司工作人员提供免费烟草产品的比例分别为 2.0%、2.1% 和 3.7%。另外,本次调查结果显示,初中、普通高中和职业高中学生在电视、电影或视频录像中看到有人吸烟的比例分别为 63.8%、67.9% 和 70.8%,与 2019 年相比,分别下降了 5.7、5.0 和 6.6 个百分点。提示目前烟草广告、促销还十分猖獗,影视剧中的吸烟镜头虽有控制,但成效甚微,诱导学生吸烟的外部因素仍广泛存在。

(9)我国在校中学生正确认识吸烟成瘾的比例不足四成。尼古丁是一种可以使人高度成瘾的物质,其致瘾性仅次于海洛因和可卡因,超过大麻、酒精和冰毒等物质,一旦成瘾很难戒断。对吸烟成瘾性认识不足,是影响学生开始吸烟的重要因素。然而,本次调查结果显示,我国在校初中、普通高中和职业高中学生认为开始吸烟后很难戒断的比例仅为 38.8%、31.6% 和 30.6%,提示今后针对学生的控烟宣传教育应强调吸烟高度成瘾,避免轻率尝试。

5.2 建议

为持续推进《健康中国行动(2019—2030 年)》控烟行动,进一步加强青少年控烟工作,营造青少年远离烟草烟雾的良好环境,筑牢青少年健康成长的安全屏障,提出以下工作建议:

(1)进一步加大学生控烟宣传工作力度。由国家卫生健康委牵头,中宣部、教育部、共青团中央、妇联、国家广电总局等相关部门齐抓共管,加大学生控烟宣传工作力度,在学生中形成拒绝烟草和电子烟的健康风尚。充分发挥学校教育主渠道作用,将吸烟危害相关知识纳入中小学生健康教育课程,尤其是职业学校,特别要强调尼古丁的高致瘾性和烟草导致的具体健康危害后果,以减少学生尝试吸烟和使用电子烟。

(2)加强无烟学校创建工作,任何人不得在校园内吸烟和使用电子烟。2014年1月,教育部发布《教育部关于在全国各级各类学校禁烟有关事项的通知》,要求凡进入中小学、中职学校、幼儿园,任何人、任何地点、任何时间一律不准吸烟。2019年11月,国家卫生健康委、中宣部、教育部等8部门联合印发了《关于进一步加强青少年控烟工作的通知》,要求全力推进无烟中小学校建设。建议各级各类学校严格执行教育部相关规定,深入开展无烟学校建设,在校园醒目位置设置禁烟标识和举报电话,加强日常巡查管理,全面开展电子烟危害宣传和规范管理。相关部门加大监督实施力度,确保相关工作落实到位。

(3)切实做好不向未成年人销售烟草制品和电子烟的管理工作。《中华人民共和国未成年人保护法》和《中华人民共和国烟草专卖法》均有不向未成年人销售烟草制品的规定。2018年国家市场监督管理总局和国家烟草专卖局发布《关于禁止向未成年人出售电子烟的通告》,要求各类市场主体不得向未成年人销售电子烟。2019年国家卫生健康委、中宣部、教育部等8部门联合印发了《关于进一步加强青少年控烟工作的通知》,要求严厉查处违法向未成年人销售烟草制品。2021年新修订的《中华人民共和国未成年人保护法》正式生效,规定学校、幼儿园周边不得设置电子烟的销售网点,禁止向未成年人销售电子烟。建议烟草专卖行政主管部门和各级市场监管部门切实加强对烟草制品和电子烟产品销售市场的监管力度,严厉查处违法违规销售行为,确保商家不向未成年人售卖,未成年人买不到任何烟草制品和电子烟。

(4)推动无烟立法、倡导无烟家庭,保护学生免受二手烟危害。学生身体发育尚未健全,更容易受到烟草烟雾的危害。通过无烟立法、倡导无烟环境等方式为学生营造无烟氛围,保护学生免受二手烟危害是全社会的共同责任。此外,家庭和社会环境对学生的健康理念和行为影响不容忽视,无烟环境对学生无烟文化理念的形成至关重要。

(5)大幅提高烟草价格,降低学生购买卷烟的能力。本次调查发现,一方面,当前的卷烟市场仍然可以购买到10元以下的卷烟,甚至更低。另一方面,我国在校学生购买卷烟的平均价格高于成人,学生的卷烟购买力增强。因此,建议大幅提高卷烟价格,以降低学生购买卷烟的能力,从而减少学生吸烟。

(6)加强影视作品中吸烟镜头的审查,严格限制影视剧中的吸烟镜头。大量研究显示影视剧中明星吸烟镜头极易引发学生效仿,导致尝试吸烟。本次调查发现超六成的学生过去30天在影视剧中看到过吸烟镜头。建议一方面在影视剧制作群体中开展控烟宣传,促进无烟影视理念的形成,另一方面出台严格限制影视剧中吸烟镜头的行业规定,并加强电影电视剧播前审查,删减在公共场所吸烟的镜头,不得出现未成年人吸烟的镜头,切实保证规定落实到位。

(7)禁止任何烟草广告、促销和赞助活动,特别是烟草零售店和互联网。建议按照2015年9月颁布的《中华人民共和国广告法》、2016年9月发布的《互联网广告管理暂行办法》和2019年《关于进一步加强青少年控烟工作的通知》等要求,加大管理处罚力度,特别是烟草零售店和互联网的烟草广告和促销活动,保护学生远离烟草。此外,本次调查发现烟草业工作人员免费向学生提供烟草产品。建议烟草专卖行政主管部门尽快出台相关政策规定,并加强监管,杜绝任何烟草促销、营销活动。

致　　谢

感谢基本公共卫生服务项目重大疾病与健康危险因素监测项目的资金支持,为本调查提供了有力的资金保障,使得本调查成为可能。

感谢国家卫生健康委为本次调查提供了坚实的组织保障。感谢教育部、国家统计局对本次调查的大力支持。感谢各地卫生健康部门、爱卫部门和教育部门对调查现场组织的支持。

感谢所有参与本调查的省(自治区、直辖市)和监测点的领导和工作人员,为高质量的现场工作付出了艰辛的努力。

感谢在调查设计、组织实施,数据清洗分析,以及报告撰写过程中提供过技术指导和帮助的所有专家们。

感谢参与《2021年中国青少年烟草调查报告》编写的所有人员。

附　　录

附录 1　指标定义

尝试吸卷烟者：曾经尝试吸过卷烟，即使是一、两口者。

现在吸卷烟者：过去 30 天内吸过卷烟者。

经常吸卷烟者：过去 30 天内吸卷烟达到 20 天或者更多者。

日平均吸烟量：现在吸卷烟者平均每天吸烟支数。

尝试电子烟使用者：曾经尝试使用过电子烟，即使是只尝试一、两次者。

现在电子烟使用者：过去 30 天内使用过电子烟。

尝试使用卷烟或电子烟者：曾经尝试吸过卷烟或使用过电子烟者。

二手烟暴露：过去 7 天内，在特定场所看到有人吸烟。

附录 2 调查问卷

2021 年中国青少年烟草流行调查问卷

监测点编码：   学校编码：   学校类型：   年级：   个人编码：

_____省(自治区、直辖市)   _____县(市、区)

学校名称：

学校类型：_____(初中 / 普高 / 职高)

所在年级：_____年级   所在班级：_____班

调查员签名：_____   调查日期：

质控员签名：_____   质控日期：

你好！国家卫生健康委正在开展全国青少年吸烟相关行为调查,你被选中参加本次调查。调查采用不记名方式,你的回答结果将严格保密,包括对你的同学、老师和家长。你的参与对我们了解真实的情况非常重要,问题的答案没有对错之分,我们只使用汇总信息,不会使用你个人的信息。调查结果将被作为制定卫生健康相关政策的重要依据。你若同意参加本次调查,请自己填写问卷内容;若不同意参加,可将空白问卷交回。感谢你的配合和支持!

(   )1. 你多大了,请回答周岁?

　　①11 岁及以下　　②12 岁　　③13 岁　　④14 岁　　⑤15 岁
　　⑥16 岁　　⑦17 岁　　⑧18 岁　　⑨19 岁　　⑩20 岁及以上

(   )2. 你的性别

　　①男　　②女

(   )3. 你所在的年级

　　①一年级　　②二年级　　③三年级

(   )4. 平均在一周内,你有多少可以自己支配的钱(不管你怎么花)?

　　①我通常没有钱　　②少于或等于 10 元　　③11~20 元　　④21~30 元
　　⑤31~40 元　　⑥41~50 元　　⑦超过 50 元,_____元

（　　）5. 据你所知,你们班同学里有几个人是吸烟的?

　　　　①没人吸烟　　　　②＿＿＿＿人　　　　③不知道

（　　）6. 你是否尝试过吸卷烟,即使是一、两口?

　　　　①是　　　　　　　②否

（　　）7. 你第一次尝试吸卷烟时的年龄有多大(请回答周岁)?

　　　　①我从未尝试过吸烟　　②7 岁或以下　　③8 岁或 9 岁　　④10 岁或 11 岁

　　　　⑤12 岁或 13 岁　　　　⑥14 岁或 15 岁　　⑦16 岁或以上

（　　）8. 在过去 30 天内,你有几天吸过卷烟?

　　　　①0 天　　　　　②1~2 天　　　　③3~5 天　　　　④6~9 天

　　　　⑤10~19 天　　　⑥20~29 天　　　⑦30 天

（　　）9. 请回忆一下在过去的 30 天里你吸卷烟的那些天。你通常每天吸多少支卷烟?

　　　　①在过去 30 天里我没有吸过卷烟　　　②每天少于 1 支　　　③每天 1 支

　　　　④每天 2~5 支　　　　　　　　　　⑤每天 6~10 支　　　⑥每天 11~20 支

　　　　⑦每天超过 20 支

（　　）10. 你通常在哪儿吸烟? （只能选择一个答案）

　　　　①我不吸烟　　　　②在家　　　　　③在网吧　　　　④在学校

　　　　⑤在朋友家　　　　⑥在餐馆　　　　⑦在其他场所(具体指＿＿＿＿＿)

（　　）11. 你是否曾经早晨醒来后就吸烟或者觉得醒来后的第一件事就是想吸烟?

　　　　①我不吸烟

　　　　②不,我没有早晨醒来后就吸烟,也没觉得醒来后的第一件事就是想吸烟

　　　　③是的,我有时候早晨醒来后就吸烟,或者有时觉得醒来后的第一件事就是想吸烟

　　　　④是的,我总是早晨醒来后就吸烟,或者总是觉得醒来后的第一件事就是想吸烟

（　　）12. 你想现在戒烟吗?

　　　　①我从不吸烟　　②我曾经吸烟,但现在不吸烟　　③是　　④否

（　　）13. 在过去 12 个月内,你是否尝试过戒烟?

　　　　①我从不吸烟　　②我曾经吸烟,但过去 12 个月内没有吸过烟

　　　　③是　　　　　　④否

(   )14. 你是否接受过戒烟的帮助或建议(只能选择一个答案)

①我从不吸烟

②是的,来自有组织的戒烟活动或专业人员

③是的,来自朋友

④是的,来自家人

⑤是的,来自有组织的戒烟活动或专业人员,同时也来自朋友或家人

⑥没有

(   )15. 在过去 7 天内,当你在家时,有多少天在你家里有人吸烟?

①0 天　　　②1~2 天　　　③3~4 天　　　④5~6 天　　　⑤7 天

(   )16. 在过去 7 天内,当你在任何家庭以外的封闭的公共场所时(如教学楼、会场、体育馆、网吧、商店、餐馆、商场、电影院等),有几天有人在那里吸烟?

①0 天　　　②1~2 天　　　③3~4 天　　　④5~6 天　　　⑤7 天

(   )17. 在过去 7 天内,当你在任何室外的公共场所时(如操场、人行道、车站、大楼入口、公园等),有几天有人在那里吸烟?

①0 天　　　②1~2 天　　　③3~4 天　　　④5~6 天　　　⑤7 天

(   )18. 在过去 7 天内,当你乘坐公共交通工具时(如火车、公共汽车或者出租车),有几天有人在那里吸烟?

①在过去 7 天内,我没有乘坐过公共交通工具

②我乘坐过公共交通工具,但没有人吸烟

③1~2 天

④3~4 天

⑤5~6 天

⑥7 天

(   )19. 在过去 30 天内,你是否看到有人在学校的建筑物内或者室外吸烟?

①是　　　　②否

(   )20. 你是否认为别人吸烟产生的烟雾会对你产生危害?

①肯定不会　　②可能不会　　③可能会　　④肯定会

(   )21. 在过去 30 天内,是否有人因为你的年龄而拒绝卖给你卷烟?

①在过去 30 天内,我没有买过卷烟

②是,有人因为我的年龄而拒绝卖给我卷烟

③否,没有人因为我的年龄而拒绝卖给我卷烟

(　　)22. 在过去 30 天内,你最后一次购买卷烟给自己吸是以怎样的形式购买的?

①在过去 30 天内,我没有买过卷烟

②我是按盒买的

③我是按支买的

④我是按条买的

⑤我买了烟丝自己卷的

(　　)23. 在过去 30 天内,你最后一次买来给自己吸的卷烟多少钱一包(每包 20 支)?

①在过去 30 天内,我没有买过卷烟

②_____元

③不知道

(　　)24. 在过去 30 天内,你是否在电视、广播、互联网、户外广告牌、海报、报纸、杂志或电影上,听到或看到过控烟的信息?

①是　　　②否

(　　)25. 在过去 30 天内,你是否在电视、录像 / 视频或者电影中看到有人吸烟?

①在过去 30 天内,我没有看过电视、录像 / 视频或者电影。

②是

③否

(　　)26. 在过去 30 天内,你是否在烟草零售店看到过烟草产品的广告或者促销(如商店、商场、售货亭等)?

①在过去 30 天内,我没有去过任何烟草零售店

②是

③否

(　　)27. 是否曾经有烟草公司工作的人给过你免费的烟草产品?

①是　　　②否

(　　)28. 在过去 30 天内,你是否在互联网上看到过烟草产品的广告 / 视频?

①在过去 30 天内,我没用过互联网

②是

③否

( )29. 你的父母吸烟吗?
①两个都不吸　　②两个都吸　　③只有父亲吸
④只有母亲吸　　⑤不知道

( )30. 你的好朋友中是否有人吸烟?
①没人吸　　②有一些吸　　③大多数吸　　④全部吸

( )31. 你认为吸烟使年轻人看起来更有吸引力还是相反?
①更有吸引力　　②减少吸引力　　③与不吸烟者相比没差别

( )32. 在过去12个月内,是否有人在课堂上教过你们关于烟草使用的后果,如吸烟会导致牙齿发黄、皮肤长皱纹或者味道难闻?
①是　　②否　　③不知道

( )33. 在校期间,你一般多久会看到老师在校园内(包括室内和室外区域)吸烟?
①几乎每天　　②有时　　③从未见过　　④不知道

( )34. 如果你的好朋友给你烟,你会使用它吗?
①肯定不会　　②可能不会　　③可能会　　④肯定会

( )35. 在未来的12个月内,你认为自己会使用某种烟草产品吗?
①肯定不会　　②可能不会　　③可能会　　④肯定会

( )36. 一旦有人已经开始吸烟,你认为会很难戒掉吗?
①肯定不难　　②可能不难　　③可能难　　④肯定难

( )37. 在庆祝、派对或其他社交聚会的场合,你认为吸烟会让人感到更舒服,还是更不舒服?
①更舒服　　②更不舒服　　③吸不吸烟没有差别

( )38. 你同意还是不同意下面的说法:"我认为我可能会喜欢吸卷烟"。
①我现在吸卷烟　　②非常同意　　③同意
④反对　　⑤非常反对

（　　）39. 你听说过电子烟吗?

①是　　　　②否

（　　）40. 你是否使用过电子烟? （即使只尝试过一、两次也算使用过）

①是　　　　②否

（　　）41. 你尝试使用电子烟最主要的原因? （只能选择一个答案）

①我从未尝试使用过电子烟

②好奇

③戒烟

④危害小

⑤无烟政策限制

⑥身边的其他人在使用

⑦它很时尚

⑧其他（请列出：_____）

（　　）42. 你第一次尝试使用电子烟时的年龄有多大? （请回答周岁）

①我从未尝试使用过电子烟

②7 岁或以下

③8 岁或 9 岁

④10 岁或 11 岁

⑤12 岁或 13 岁

⑥14 岁或 15 岁

⑦16 岁或以上

（　　）43. 你第一次尝试使用电子烟是从哪里获得的?

①我从未尝试使用过电子烟

②同学或朋友给的

③家人或亲戚给的

④商店买的

⑤网上买的

⑥电子烟企业或销售员免费赠送的

⑦其他（请列出：_____）

（　　）44. 在过去 30 天内,你从哪里购买电子烟? （可多选）

①我过去 30 天没有购买过电子烟

②网上购买

③电子烟体验店、电子烟零售店购买

④商场、超市、便利店、杂货店购买

⑤自动售货机购买

⑥酒吧、KTV 等娱乐场所购买

⑦其他(请列出:_____)

( )45. 在过去 30 天内,是否有人因为你的年龄而拒绝卖给你电子烟?

①在过去 30 天内,我没有买过电子烟

②是,有人因为我的年龄而拒绝卖给我电子烟

③否,没有人因为我的年龄而拒绝卖给我电子烟

( )46. 在过去 30 天内,你有几天使用过电子烟?

①0 天　　②1~2 天　　③3~5 天　　④6~9 天

⑤10~19 天　⑥20~29 天　⑦30 天

( )47. 在过去 30 天内,你通常使用什么牌子的电子烟? (只能选择一个答案)

①在过去 30 天,我没有使用过电子烟

②悦刻 RELX

③维刻 VEEX

④柚子 YOOZ

⑤唯它 VITAVP

⑥小野 VVILD

⑦魔笛 MOTI

⑧其他(请列出:_____)

( )48. 在过去的 30 天内,你通常使用什么口味的电子烟? (只能选择一个答案)

①在过去 30 天,我没有使用过电子烟

②烟草口味(仿现有卷烟的口味,如中华、利群、芙蓉王等)

③草本口味(仿草类植物的口味,如薄荷、香草、甘草等)

④水果口味(仿各类水果的口味,如西瓜、葡萄、菠萝、草莓等)

⑤甜点口味(仿各类甜点的口味,如绿豆沙、冰淇淋、巧克力等)

⑥糖果口味(仿各类糖果的口味,如奶糖、硬糖、软糖等)

⑦坚果口味(仿各类坚果的口味,如花生、杏仁、核桃等)

⑧酒精口味(仿各类酒精的口味,如啤酒、洋酒、红酒等)

⑨茶系口味(仿各类茶饮的口味,如茉莉花茶、乌龙茶、铁观音等)

⑩饮料口味(仿其他饮料的口味,如可乐、雪碧、咖啡、能量饮料等)

⑪其他口味(请列出:_____)

( )49. 请回想一下,你经常使用的电子烟,是否含有尼古丁?

①我没有使用过电子烟　　②不含尼古丁

③含尼古丁　　　　　　　④我不知道是否含尼古丁

( )50. 你认为青少年使用电子烟会上瘾吗?

①肯定不会　　　②可能不会　　　③可能会

④肯定会　　　　⑤我不知道

( )51. 如果你吸过卷烟,也使用过电子烟,那么你开始是先吸卷烟的,还是先使用电子烟的?

①卷烟　　　　②电子烟　　　　③只吸过一种　　　④两种都没吸过

( )52. 如果你的好朋友给你电子烟,你会使用吗?

①肯定不会　　　②可能不会　　　③可能会

④肯定会　　　　⑤我不知道

( )53. 在未来 12 个月,你认为自己有可能使用电子烟吗?

①肯定不会　　　②可能不会　　　③可能会

④肯定会　　　　⑤我不知道

( )54. 在过去 30 天内,你是否在下列地方看到过电子烟的广告或者其相关产品(如电子烟烟油)的广告? (可多选)

①我没有看到过

②电子烟体验店或者电子烟零售店

③商店、超市、便利店、杂货店

④报纸杂志

⑤电视

⑥广播

⑦户外广告牌

⑧网站(如:淘宝、京东等)

⑨网络社交媒体(如:微信、QQ、微博等)

⑩体育赛事、文艺演出等社会活动

⑪其他(请列出:_____)

(   )55. 在过去30天内,你是否在下列地方看见过电子烟危害宣传的相关信息? (可多选)

①从来没有看见过

②电视、广播

③报纸杂志

④互联网(包括网络社交媒体)

⑤电子烟体验店或者电子烟零售店

⑥商场、超市、便利店、杂货店

⑦户外广告牌

⑧体育赛事、文艺演出等社会活动

⑨其他(请列出:_____)

感谢你参加本次调查!

附　表

附表 3-1-1　样本量（未加权）和应答率

人口学特征	合计	城市	农村
初中			
学校			
抽中的学校数 / 所	936	525	411
参加调查的学校数 / 所	936	525	411
学校应答率 /%	100	100	100
班级			
抽中的班级数 / 个	2 798	1 568	1 230
参加调查的班级数 / 个	2 798	1 568	1 230
班级应答率 /%	100	100	100
学生			
抽中的学生数 / 人	141 195	77 864	63 331
参加调查的学生数 / 人	136 296	75 149	61 147
学生应答率 /%	96.5	96.5	96.6
高中			
学校			
抽中的学校数 / 所	891	507	384
参加调查的学校数 / 所	891	507	384
学校应答率 /%	100	100	100
班级			
抽中的班级数 / 个	2 655	1 513	1 142
参加调查的班级数 / 个	2 655	1 513	1 142
班级应答率 /%	100	100	100
学生			
抽中的学生数 / 人	139 620	77 841	61 779
参加调查的学生数 / 人	132 954	73 898	59 056
学生应答率 /%	95.2	94.9	95.6

附表 3-2-1   分性别、年级和城乡的参加调查学生数

人口学特征	加权		样本人数 / 人
	加权百分率(95% 置信区间)/%	人数 / 人	
初中			
总计		47 727 844	136 296
性别			
男生	53.4 (53.0~53.9)	25 499 781	71 341
女生	46.6 (46.1~47.0)	22 228 063	64 955
城乡			
城市	46.9 (44.5~49.3)	22 379 559	75 149
农村	53.1 (50.7~55.5)	25 348 285	61 147
年级			
初一	34.4 (33.9~34.9)	16 420 680	45 730
初二	33.5 (33.0~34.0)	15 991 373	45 727
初三	32.1 (31.5~32.6)	15 315 791	44 839
高中			
总计		35 045 649	132 954
性别			
男生	51.4 (50.1~52.6)	18 005 233	66 666
女生	48.6 (47.4~49.9)	17 040 416	66 288
城乡			
城市	47.4 (44.4~50.5)	16 622 286	73 898
农村	52.6 (49.5~55.6)	18 423 363	59 056
普高	70.7 (68.0~73.4)	24 783 106	96 852
普高一	24.9 (23.8~25.9)	8 719 942	32 543
普高二	23.5 (22.5~24.5)	8 251 027	32 721
普高三	22.3 (21.4~23.1)	7 812 137	31 588
职高	29.3 (26.6~32.0)	10 262 543	36 102
职高一	11.1 (10.0~12.3)	3 903 544	12 330
职高二	9.6 (8.6~10.6)	3 364 815	11 981
职高三	8.5 (7.6~9.5)	2 994 184	11 791

附表 3-2-1a　各省（自治区、直辖市）参加调查学生数

省（自治区、直辖市）	加权		样本人数/人	加权		样本人数/人	加权		样本人数/人
	百分率（95% 置信区间）/%	人数/人		百分率（95% 置信区间）/%	人数/人		百分率（95% 置信区间）/%	人数/人	
	初中			普高			职高		
北京	0.4(0.3~0.5)	329 460	4 056	0.2(0.1~0.3)	160 130	2 614	0.0(0.0~0.0)	9 917	1 286
天津	0.4(0.3~0.5)	312 947	4 274	0.2(0.1~0.3)	168 573	3 022	0.0(0.0~0.0)	19 356	1 488
河北	3.6(2.4~4.9)	3 015 466	6 854	1.8(1.5~2.2)	1 517 453	4 118	0.4(0.2~0.5)	298 240	1 899
山西	1.3(0.9~1.8)	1 115 602	4 685	0.8(0.5~1.1)	654 491	2 705	0.2(0.0~0.4)	184 549	1 330
内蒙古	0.8(0.6~1.0)	659 948	3 974	0.4(0.4~0.5)	358 763	3 402	0.1(0.0~0.1)	47 130	924
辽宁	1.2(1.1~1.4)	1 002 283	4 032	0.7(0.6~0.9)	594 265	3 193	0.3(0.1~0.5)	256 489	1 021
吉林	0.7(0.6~0.8)	596 544	4 471	0.5(0.5~0.6)	447 215	3 129	0.2(0.1~0.2)	126 549	1 399
黑龙江	0.8(0.6~0.9)	633 909	4 153	0.7(0.3~1.0)	556 509	3 382	0.1(0.0~0.1)	57 251	794
上海	0.4(0.3~0.5)	333 160	3 573	0.2(0.1~0.3)	166 407	2 557	0.0(0.0~0.1)	33 883	1 034
江苏	3.1(2.3~3.8)	2 547 835	6 380	1.4(1.2~1.6)	1 150 243	4 576	0.7(0.6~0.9)	609 523	1 924
浙江	2.0(1.3~2.7)	1 634 569	3 968	1.0(0.7~1.2)	809 004	2 559	0.5(0.4~0.7)	449 632	1 164
安徽	2.7(2.1~3.3)	2 239 554	4 519	1.4(1.2~1.5)	1 133 579	3 119	1.0(0.6~1.4)	789 501	1 424
福建	1.8(1.5~2.2)	1 526 120	3 919	0.8(0.7~1.0)	699 277	2 519	0.5(0.3~0.6)	375 367	1 214
江西	2.7(2.3~3.0)	2 204 109	4 386	1.3(1.1~1.6)	1 104 548	3 727	0.5(0.3~0.8)	443 673	994
山东	4.3(3.3~5.2)	3 517 922	4 108	2.1(1.6~2.7)	1 759 785	2 975	0.9(0.2~1.7)	776 119	741
河南	5.8(5.1~6.5)	4 791 855	5 497	2.9(2.1~3.6)	2 376 877	3 461	0.6(0.4~0.8)	483 804	1 566
湖北	2.1(1.7~2.4)	1 707 600	4 631	1.1(0.8~1.4)	891 704	3 444	0.5(0.4~0.7)	418 934	1 456
湖南	3.1(2.3~3.9)	2 574 016	4 253	1.6(1.2~2.0)	1 354 094	3 174	0.9(0.6~1.2)	744 467	1 149
广东	5.2(4.4~6.0)	4 292 084	4 244	2.4(1.9~3.0)	2 007 726	3 219	1.1(0.1~2.1)	902 674	1 073
广西	1.3(1.0~1.5)	1 044 269	4 682	0.8(0.5~1.1)	665 003	3 542	0.2(0.0~0.3)	134 564	848
海南	0.5(0.4~0.5)	381 382	4 367	0.2(0.2~0.2)	181 850	3 482	0.1(0.0~0.2)	93 358	689
重庆	1.4(1.2~1.6)	1 149 781	4 650	0.8(0.6~0.9)	626 264	3 365	0.5(0.2~0.8)	441 424	1 573
四川	3.3(2.5~4.1)	2 737 192	5 212	1.7(1.3~2.0)	1 398 064	3 090	1.0(0.5~1.4)	794 805	1 285
贵州	2.2(1.8~2.6)	1 799 906	4 394	1.2(0.9~1.4)	958 240	3 399	0.5(0.3~0.7)	397 515	1 283
云南	2.2(1.7~2.7)	1 835 130	4 366	1.2(0.9~1.6)	1 015 726	2 905	0.7(0.5~0.9)	549 976	1 430
西藏	0.2(0.2~0.2)	145 089	2 120	0.1(0.1~0.1)	68 822	1 339	0.0(0.0~0.0)	18 969	342
陕西	1.4(1.1~1.7)	1 168 305	4 179	0.8(0.6~0.9)	654 448	2 648	0.3(0.1~0.4)	209 061	1 382
甘肃	1.1(0.9~1.2)	874 149	4 175	0.6(0.5~0.8)	515 813	2 950	0.2(0.1~0.4)	194 237	1 146
青海	0.3(0.2~0.3)	224 530	3 662	0.2(0.1~0.2)	129 312	3 102	0.1(0.0~0.2)	82 523	659
宁夏	0.4(0.3~0.4)	292 625	4 355	0.2(0.2~0.2)	160 796	3 310	0.1(0.0~0.1)	75 495	1 028
新疆	1.3(0.9~1.6)	1 040 503	4 157	0.6(0.4~0.8)	498 125	2 825	0.3(0.0~0.6)	243 559	557

附表 3-2-1b   各省(自治区、直辖市)分性别、年级和城乡的参加调查初中学生数   单位:人

省(自治区、直辖市)	性别		年级			城乡		合计
	男生	女生	初一	初二	初三	城市	农村	
总体	71 341	64 955	45 730	45 727	44 839	75 149	61 147	136 296
北京	2 058	1 998	1 392	1 405	1 259	4 056	—	4 056
天津	2 276	1 998	1 404	1 443	1 427	4 274	—	4 274
河北	3 468	3 386	2 293	2 271	2 290	2 954	3 900	6 854
山西	2 400	2 285	1 567	1 554	1 564	1 843	2 842	4 685
内蒙古	1 989	1 985	1 345	1 267	1 362	2 046	1 928	3 974
辽宁	2 109	1 923	1 405	1 385	1 242	2 065	1 967	4 032
吉林	2 312	2 159	1 498	1 559	1 414	1 796	2 675	4 471
黑龙江	2 088	2 065	1 427	1 363	1 363	2 026	2 127	4 153
上海	1 850	1 723	1 229	1 333	1 011	3 573	—	3 573
江苏	3 558	2 822	2 161	2 152	2 067	3 591	2 789	6 380
浙江	2 138	1 830	1 308	1 337	1 323	1 985	1 983	3 968
安徽	2 437	2 082	1 449	1 534	1 536	1 763	2 756	4 519
福建	2 109	1 810	1 259	1 354	1 306	1 248	2 671	3 919
江西	2 409	1 977	1 480	1 486	1 420	3 044	1 342	4 386
山东	2 171	1 937	1 369	1 399	1 340	1 968	2 140	4 108
河南	2 921	2 576	1 895	1 776	1 826	2 516	2 981	5 497
湖北	2 553	2 078	1 482	1 555	1 594	2 285	2 346	4 631
湖南	2 264	1 989	1 421	1 388	1 444	2 560	1 693	4 253
广东	2 251	1 993	1 423	1 431	1 390	2 494	1 750	4 244
广西	2 442	2 240	1 557	1 567	1 558	2 764	1 918	4 682
海南	2 350	2 017	1 463	1 484	1 420	2 206	2 161	4 367
重庆	2 432	2 218	1 493	1 509	1 648	3 343	1 307	4 650
四川	2 568	2 644	1 764	1 697	1 751	2 439	2 773	5 212
贵州	2 250	2 144	1 536	1 453	1 405	2 186	2 208	4 394
云南	2 185	2 181	1 510	1 422	1 434	2 527	1 839	4 366
西藏	1 048	1 072	672	722	726	822	1 298	2 120
陕西	2 241	1 938	1 399	1 451	1 329	2 098	2 081	4 179
甘肃	2 140	2 035	1 388	1 377	1 410	2 095	2 080	4 175
青海	1 879	1 783	1 299	1 214	1 149	2 152	1 510	3 662
宁夏	2 287	2 068	1 426	1 478	1 451	2 184	2 171	4 355
新疆	2 158	1 999	1 416	1 361	1 380	2 246	1 911	4 157

附表 3-2-1c　各省(自治区、直辖市)分性别、年级和城乡的参加调查高中学生数　　　单位：人

省(自治区、直辖市)	性别		普高				职高				城乡		合计
	男生	女生	小计	普高一	普高二	普高三	小计	职高一	职高二	职高三	城市	农村	
总体	66 666	66 288	96 852	32 543	32 721	31 588	36 102	12 330	11 981	11 791	73 898	59 056	132 954
北京	2 043	1 857	2 614	839	877	898	1 286	426	440	420	3 900	—	3 900
天津	2 225	2 285	3 022	1 020	1 012	990	1 488	499	492	497	4 510	—	4 510
河北	3 044	2 973	4 118	1 380	1 397	1 341	1 899	656	628	615	2 480	3 537	6 017
山西	2 171	1 864	2 705	946	917	842	1 330	461	423	446	1 508	2 527	4 035
内蒙古	2 001	2 325	3 402	1 112	1 203	1 087	924	279	334	311	2 179	2 147	4 326
辽宁	2 015	2 199	3 193	1 072	1 044	1 077	1 021	332	361	328	2 075	2 139	4 214
吉林	2 159	2 369	3 129	1 035	1 031	1 063	1 399	530	457	412	1 630	2 898	4 528
黑龙江	2 318	1 858	3 382	1 177	1 140	1 065	794	271	241	282	1 997	2 179	4 176
上海	1 707	1 884	2 557	880	875	802	1 034	351	357	326	3 591	—	3 591
江苏	3 619	2 881	4 576	1 500	1 580	1 496	1 924	641	605	678	3 689	2 811	6 500
浙江	1 901	1 822	2 559	849	867	843	1 164	420	377	367	1 742	1 981	3 723
安徽	2 498	2 045	3 119	993	1 072	1 054	1 424	413	521	490	1 775	2 768	4 543
福建	1 905	1 828	2 519	897	863	759	1 214	430	388	396	1 274	2 459	3 733
江西	2 522	2 199	3 727	1 220	1 253	1 254	994	327	317	350	3 253	1 468	4 721
山东	1 911	1 805	2 975	1 031	967	977	741	226	274	241	1 520	2 196	3 716
河南	2 386	2 641	3 461	1 188	1 134	1 139	1 566	580	517	469	2 119	2 908	5 027
湖北	2 588	2 312	3 444	1 175	1 164	1 105	1 456	507	470	479	2 413	2 487	4 900
湖南	2 342	1 981	3 174	1 041	1 089	1 044	1 149	388	370	391	2 456	1 867	4 323
广东	2 270	2 022	3 219	1 128	1 063	1 028	1 073	384	336	353	2 520	1 772	4 292
广西	2 032	2 358	3 542	1 167	1 176	1 199	848	289	263	296	2 714	1 676	4 390
海南	2 120	2 051	3 482	1 112	1 232	1 138	689	213	222	254	2 153	2 018	4 171
重庆	2 466	2 472	3 365	1 117	1 170	1 078	1 573	569	520	484	3 444	1 494	4 938
四川	2 021	2 354	3 090	1 026	1 080	984	1 285	455	434	396	1 919	2 456	4 375
贵州	2 070	2 612	3 399	1 161	1 129	1 109	1 283	443	469	371	2 286	2 396	4 682
云南	1 865	2 470	2 905	1 023	953	929	1 430	474	458	498	2 759	1 576	4 335
西藏	716	965	1 339	452	441	446	342	77	181	84	1 681	—	1 681
陕西	2 074	1 956	2 648	898	892	858	1 382	477	472	433	2 032	1 998	4 030
甘肃	2 074	2 022	2 950	973	999	978	1 146	430	344	372	2 099	1 997	4 096
青海	1 807	1 954	3 102	1 070	1 010	1 022	659	237	223	199	2 147	1 614	3 761
宁夏	2 303	2 035	3 310	1 112	1 106	1 092	1 028	358	339	331	2 278	2 060	4 338
新疆	1 493	1 889	2 825	949	985	891	557	187	148	222	1 755	1 627	3 382

附表 4-1-1　中学生尝试吸卷烟率　　　　　　　　　　　　　　单位：%

学校类型	人口学特征	合计	男生	女生
总计	合计	16.7(15.8~17.5)	23.2(22.0~24.3)	9.5(8.8~10.1)
	城市	14.5(13.6~15.5)	20.1(18.7~21.4)	8.4(7.8~9.1)
	农村	18.5(17.2~19.9)	25.9(24.1~27.7)	10.4(9.2~11.5)
初中	合计	12.9(11.9~13.8)	17.0(15.7~18.3)	8.1(7.4~8.8)
	城乡			
	城市	10.4(9.2~11.5)	13.8(12.1~15.5)	6.5(5.8~7.2)
	农村	15.1(13.6~16.5)	19.9(18.0~21.8)	9.5(8.3~10.6)
	年级			
	初一	10.1(9.2~11.0)	13.3(12.0~14.7)	6.4(5.7~7.1)
	初二	12.8(11.7~14.0)	16.7(15.2~18.2)	8.3(7.3~9.3)
	初三	15.9(14.6~17.1)	21.3(19.6~23.0)	9.7(8.7~10.6)
高中	合计	21.8(20.7~23.0)	31.8(30.2~33.4)	11.3(10.4~12.2)
	城乡			
	城市	20.1(18.9~21.4)	28.9(26.9~30.9)	10.9(10.0~11.8)
	农村	23.4(21.6~25.2)	34.5(32.2~36.7)	11.6(10.1~13.1)
	普高	18.9(17.7~20.1)	28.0(26.4~29.7)	9.8(8.7~10.9)
	普高一	16.7(15.5~17.9)	24.3(22.6~26.0)	9.1(8.0~10.1)
	普高二	19.5(18.0~21.1)	29.0(27.0~31.1)	10.2(9.0~11.3)
	普高三	20.7(19.1~22.3)	31.2(29.0~33.4)	10.3(8.7~12.0)
	职高	28.9(26.4~31.3)	40.1(36.8~43.4)	15.2(13.8~16.5)
	职高一	28.7(25.7~31.7)	38.9(35.0~42.8)	16.0(13.9~18.1)
	职高二	28.4(24.7~32.2)	39.2(34.4~44.0)	15.1(12.6~17.6)
	职高三	29.6(25.9~33.4)	42.5(37.5~47.5)	14.2(12.1~16.2)

附表 4-1-2　中学生现在吸卷烟率　　　　　　　　　　　　　　单位：%

学校类型	人口学特征	合计	男生	女生
总计	合计	4.7(4.3~5.0)	7.1(6.6~7.7)	1.9(1.7~2.1)
	城市	3.9(3.5~4.4)	6.0(5.4~6.6)	1.7(1.5~1.9)
	农村	5.3(4.7~5.9)	8.2(7.3~9.0)	2.1(1.7~2.4)
初中	合计	3.3(2.9~3.7)	4.5(3.9~5.1)	1.9(1.6~2.2)
	城乡			
	城市	2.3(1.9~2.8)	3.1(2.5~3.8)	1.4(1.1~1.6)
	农村	4.1(3.5~4.8)	5.7(4.8~6.7)	2.3(1.8~2.8)
	年级			
	初一	2.2(1.8~2.6)	2.9(2.3~3.5)	1.4(1.0~1.7)
	初二	3.4(2.9~3.9)	4.5(3.8~5.2)	2.0(1.6~2.4)
	初三	4.4(3.8~5.0)	6.3(5.4~7.1)	2.3(1.8~2.8)

续表

学校类型	人口学特征	合计	男生	女生
高中	合计	6.5(5.9~7.1)	10.9(9.9~11.8)	1.9(1.7~2.2)
	城乡			
	城市	6.2(5.5~6.8)	10.0(8.9~11.2)	2.1(1.8~2.5)
	农村	6.8(6.0~7.7)	11.6(10.2~13.1)	1.8(1.5~2.1)
	普高	4.2(3.7~4.7)	7.4(6.5~8.3)	1.1(0.9~1.3)
	普高一	3.6(3.1~4.2)	6.1(5.1~7.1)	1.2(0.9~1.5)
	普高二	4.2(3.6~4.8)	7.2(6.2~8.3)	1.2(0.9~1.4)
	普高三	5.0(4.4~5.6)	9.1(7.8~10.3)	0.9(0.7~1.1)
	职高	12.1(10.5~13.6)	18.5(16.2~20.9)	4.2(3.5~4.9)
	职高一	11.4(9.7~13.0)	16.2(13.7~18.8)	5.4(4.2~6.6)
	职高二	12.1(9.8~14.3)	18.8(15.7~22.0)	3.8(2.8~4.8)
	职高三	12.9(10.6~15.2)	21.1(17.9~24.4)	3.2(2.1~4.3)

附表 4-1-3　中学生过去 30 天内吸卷烟的频率分布　　　　单位：%

学校类型	人口学特征	0天	1~2天	3~5天	6~9天	10~19天	20~29天	30天	合计
总计	合计	95.3(95.0~95.7)	1.6(1.4~1.7)	0.7(0.6~0.7)	0.6(0.5~0.7)	0.6(0.5~0.6)	0.4(0.3~0.4)	0.9(0.8~1.0)	100
	性别								
	男生	92.9(92.3~93.4)	2.2(2.0~2.5)	0.9(0.8~1.0)	0.9(0.8~1.0)	0.9(0.8~1.0)	0.7(0.6~0.7)	1.5(1.3~1.6)	100
	女生	98.1(97.9~98.3)	0.8(0.7~1.0)	0.4(0.3~0.4)	0.3(0.2~0.3)	0.2(0.1~0.2)	0.1(0.1~0.1)	0.2(0.2~0.2)	100
	城乡								
	城市	96.1(95.6~96.5)	1.3(1.1~1.4)	0.5(0.4~0.6)	0.5(0.4~0.6)	0.5(0.4~0.6)	0.4(0.3~0.4)	0.8(0.7~0.9)	100
	农村	94.7(94.1~95.3)	1.8(1.6~2.1)	0.8(0.7~0.9)	0.7(0.5~0.8)	0.6(0.6~0.7)	0.4(0.3~0.5)	0.9(0.8~1.0)	100
初中	合计	96.7(96.3~97.1)	1.4(1.2~1.6)	0.5(0.4~0.6)	0.4(0.3~0.5)	0.4(0.3~0.4)	0.2(0.2~0.3)	0.4(0.3~0.5)	100
	性别								
	男生	95.5(94.9~96.1)	1.8(1.6~2.1)	0.6(0.5~0.7)	0.5(0.4~0.7)	0.5(0.4~0.6)	0.3(0.2~0.4)	0.6(0.5~0.7)	100
	女生	98.1(97.8~98.4)	0.9(0.7~1.0)	0.4(0.3~0.4)	0.3(0.2~0.3)	0.2(0.1~0.2)	0.1(0.1~0.1)	0.1(0.1~0.2)	100
	城乡								
	城市	97.7(97.2~98.1)	1.0(0.8~1.2)	0.3(0.2~0.4)	0.3(0.2~0.4)	0.3(0.2~0.4)	0.2(0.1~0.2)	0.3(0.2~0.4)	100
	农村	95.9(95.2~96.5)	1.7(1.4~2.0)	0.7(0.5~0.8)	0.5(0.4~0.7)	0.5(0.4~0.5)	0.3(0.2~0.3)	0.5(0.4~0.6)	100
	年级								
	初一	97.8(97.4~98.2)	1.1(0.9~1.3)	0.4(0.3~0.5)	0.3(0.2~0.4)	0.2(0.1~0.2)	0.1(0.1~0.2)	0.1(0.1~0.2)	100
	初二	96.6(96.1~97.1)	1.5(1.3~1.7)	0.5(0.4~0.6)	0.5(0.3~0.6)	0.4(0.3~0.5)	0.2(0.1~0.2)	0.4(0.3~0.5)	100
	初三	95.6(95.0~96.2)	1.6(1.3~1.9)	0.7(0.6~0.8)	0.5(0.4~0.6)	0.6(0.4~0.7)	0.3(0.2~0.4)	0.7(0.6~0.8)	100

续表

学校类型	人口学特征	0天	1~2天	3~5天	6~9天	10~19天	20~29天	30天	合计
高中	合计	93.5(92.9~94.1)	1.8(1.6~2.0)	0.9(0.8~1.0)	0.8(0.7~0.9)	0.9(0.8~1.0)	0.6(0.6~0.7)	1.5(1.3~1.7)	100
	性别								
	男生	89.1(88.2~90.1)	2.8(2.5~3.1)	1.4(1.2~1.5)	1.4(1.2~1.5)	1.5(1.3~1.7)	1.1(1.0~1.3)	2.7(2.4~3.0)	100
	女生	98.1(97.8~98.3)	0.8(0.7~0.9)	0.3(0.3~0.4)	0.2(0.2~0.3)	0.2(0.2~0.3)	0.1(0.1~0.1)	0.2(0.2~0.3)	100
	城乡								
	城市	93.8(93.2~94.5)	1.7(1.5~1.9)	0.8(0.6~0.9)	0.8(0.7~0.9)	0.8(0.7~0.9)	0.6(0.5~0.7)	1.5(1.2~1.8)	100
	农村	93.2(92.3~94.0)	2.0(1.6~2.3)	0.9(0.8~1.1)	0.9(0.7~1.0)	0.9(0.8~1.1)	0.6(0.5~0.7)	1.5(1.3~1.7)	100
	普高	95.8(95.3~96.3)	1.3(1.1~1.4)	0.6(0.5~0.7)	0.5(0.5~0.6)	0.5(0.4~0.6)	0.4(0.3~0.5)	0.9(0.8~1.0)	100
	普高一	96.4(95.8~96.9)	1.2(1.0~1.4)	0.5(0.4~0.6)	0.6(0.5~0.7)	0.5(0.4~0.6)	0.3(0.2~0.4)	0.5(0.4~0.7)	100
	普高二	95.8(95.2~96.4)	1.2(1.0~1.5)	0.6(0.5~0.8)	0.5(0.4~0.6)	0.5(0.4~0.7)	0.5(0.3~0.6)	0.8(0.6~1.0)	100
	普高三	95.0(94.4~95.6)	1.4(1.1~1.6)	0.6(0.5~0.7)	0.5(0.4~0.7)	0.6(0.4~0.7)	0.5(0.4~0.7)	1.4(1.1~1.6)	100
	职高	87.9(86.4~89.5)	3.2(2.7~3.8)	1.6(1.3~1.8)	1.5(1.3~1.7)	1.7(1.4~1.9)	1.1(0.9~1.4)	3.0(2.4~3.5)	100
	职高一	88.6(87.0~90.3)	3.7(3.0~4.3)	1.6(1.2~2.1)	1.7(1.3~2.2)	1.3(0.9~1.6)	0.9(0.6~1.2)	2.1(1.6~2.7)	100
	职高二	87.9(85.7~90.2)	3.1(2.4~3.7)	1.5(1.0~1.9)	1.3(1.0~1.6)	1.9(1.3~2.5)	1.1(0.7~1.5)	3.2(2.3~4.1)	100
	职高三	87.1(84.8~89.4)	2.8(2.1~3.6)	1.5(1.1~1.9)	1.4(1.0~1.9)	1.9(1.4~2.3)	1.5(1.1~1.9)	3.8(2.8~4.8)	100

附表 4-1-4   现在吸卷烟的中学生过去 30 天内每天吸卷烟数量分布   单位：%

学校类型	人口学特征	少于1支	1支	2~5支	6~10支	11~20支	超过20支	合计
总计	合计	28.1(26.6~29.7)	17.9(16.7~19.2)	35.8(34.4~37.3)	9.7(8.9~10.5)	4.6(4.0~5.2)	3.8(3.2~4.3)	100
	性别							
	男生	26.8(25.1~28.5)	17.1(15.7~18.4)	36.3(34.8~37.8)	10.9(10.0~11.8)	5.2(4.6~5.9)	3.7(3.1~4.4)	100
	女生	34.0(30.9~37.0)	21.7(19.3~24.1)	33.8(30.8~36.7)	4.8(3.6~6.1)	1.9(1.2~2.6)	3.8(2.8~4.8)	100
	城乡							
	城市	26.4(24.2~28.7)	17.6(15.7~19.6)	36.6(34.7~38.5)	10.0(8.7~11.3)	4.9(3.9~5.9)	4.4(3.5~5.3)	100
	农村	29.2(27.2~31.3)	18.1(16.5~19.8)	35.3(33.2~37.4)	9.5(8.5~10.5)	4.4(3.7~5.2)	3.3(2.7~4.0)	100
初中	合计	33.9(31.7~36.1)	19.1(17.3~21.0)	32.5(30.2~34.9)	7.1(6.1~8.1)	3.2(2.5~3.9)	4.2(3.3~5.1)	100
	性别							
	男生	33.0(30.5~35.6)	18.8(16.6~21.0)	32.1(29.6~34.6)	8.1(6.8~9.3)	3.7(2.8~4.5)	4.3(3.1~5.4)	100
	女生	36.3(32.2~40.4)	19.9(17.0~22.9)	33.7(29.9~37.5)	4.4(2.8~6.1)	1.8(0.9~2.7)	3.9(2.4~5.3)	100
	城乡							
	城市	32.9(29.6~36.1)	17.7(14.4~20.9)	33.6(30.7~36.6)	8.0(6.2~9.9)	2.9(1.7~4.2)	4.9(3.2~6.5)	100
	农村	34.4(31.5~37.3)	19.8(17.6~22.0)	32.0(28.9~35.1)	6.6(5.4~7.8)	3.3(2.5~4.1)	3.8(2.8~4.9)	100
	年级							
	初一	39.2(34.7~43.8)	21.9(18.3~25.5)	29.2(23.8~34.5)	4.9(3.0~6.7)	1.7(0.7~2.8)	3.1(1.6~4.5)	100
	初二	35.3(31.4~39.2)	19.7(16.3~23.2)	30.8(27.0~34.5)	6.6(4.8~8.3)	2.4(1.4~3.5)	5.2(3.1~7.2)	100
	初三	30.2(27.2~33.1)	17.3(14.9~19.6)	35.6(32.8~38.4)	8.6(6.7~10.5)	4.5(3.2~5.8)	3.9(2.6~5.2)	100

续表

学校类型	人口学特征	少于1支	1支	2~5支	6~10支	11~20支	超过20支	合计
高中	合计	24.3(22.4~26.2)	17.2(15.7~18.7)	38.0(36.2~39.7)	11.5(10.4~12.6)	5.5(4.7~6.4)	3.5(2.9~4.2)	100
	性别							
	男生	23.3(21.3~25.3)	16.1(14.5~17.7)	38.6(36.8~40.5)	12.4(11.2~13.6)	6.1(5.2~7.0)	3.5(2.7~4.2)	100
	女生	31.0(26.3~35.6)	24.1(20.1~28.1)	33.8(29.2~38.5)	5.4(3.6~7.1)	2.0(1.0~3.0)	3.8(2.5~5.1)	100
	城乡							
	城市	23.4(20.9~26.0)	17.6(15.6~19.7)	38.0(35.6~40.4)	10.9(9.3~12.6)	5.7(4.5~7.0)	4.2(3.2~5.2)	100
	农村	25.1(22.3~27.8)	16.8(14.6~19.0)	37.9(35.4~40.4)	11.9(10.4~13.4)	5.4(4.3~6.4)	2.9(2.1~3.8)	100
	普高	27.3(24.4~30.1)	17.9(15.8~19.9)	36.2(34.2~38.2)	10.0(8.7~11.3)	4.3(3.3~5.2)	4.4(3.5~5.4)	100
	普高一	30.6(26.6~34.6)	19.1(16.0~22.2)	33.5(30.7~36.2)	8.9(6.9~11.0)	5.2(2.7~7.6)	2.8(1.7~3.8)	100
	普高二	28.8(24.7~32.8)	17.2(14.6~19.9)	35.9(32.1~39.7)	9.3(7.1~11.4)	3.2(2.1~4.3)	5.7(3.5~7.9)	100
	普高三	23.2(20.1~26.4)	17.4(14.6~20.2)	38.8(35.5~42.1)	11.4(9.0~13.8)	4.5(2.9~6.0)	4.7(3.3~6.1)	100
	职高	21.8(19.4~24.3)	16.6(14.3~18.9)	39.5(36.6~42.3)	12.7(10.9~14.6)	6.6(5.3~8.0)	2.7(1.8~3.6)	100
	职高一	25.9(21.7~30.1)	18.8(14.6~23.0)	34.6(30.7~38.5)	12.1(9.3~15.0)	5.9(3.8~8.0)	2.6(0.7~4.5)	100
	职高二	20.1(16.7~23.5)	16.4(13.0~19.8)	41.6(36.7~46.6)	12.5(9.0~16.1)	6.3(4.4~8.3)	3.0(1.7~4.3)	100
	职高三	19.0(14.5~23.5)	14.3(11.3~17.3)	42.7(38.5~47.0)	13.7(10.9~16.4)	7.8(5.4~10.3)	2.5(1.4~3.6)	100

附表 4-1-5　尝试吸卷烟的中学生第一次尝试吸卷烟的年龄分布　　　　单位：%

学校类型	人口学特征	7岁及以下	8~9岁	10~11岁	12~13岁	14~15岁	16岁及以上	合计
总计	合计	15.6(14.8~16.5)	11.4(10.8~12.0)	15.3(14.4~16.1)	23.8(23.0~24.6)	24.4(23.6~25.3)	9.5(8.6~10.4)	100
	性别							
	男生	15.3(14.4~16.2)	11.7(11.0~12.5)	15.9(14.8~17.0)	23.1(22.2~24.0)	23.5(22.5~24.5)	10.4(9.2~11.6)	100
	女生	16.5(15.0~18.1)	10.4(9.4~11.4)	13.4(12.2~14.6)	25.8(24.5~27.1)	27.0(24.8~29.1)	6.9(6.1~7.7)	100
	城乡							
	城市	15.9(14.7~17.1)	11.0(10.0~12.0)	14.5(13.6~15.4)	23.0(21.9~24.2)	25.2(23.9~26.5)	10.4(8.9~11.8)	100
	农村	15.4(14.3~16.6)	11.6(10.9~12.3)	15.8(14.4~17.1)	24.4(23.2~25.5)	23.9(22.7~25.0)	8.9(7.7~10.1)	100

续表

学校类型	人口学特征	7岁及以下	8~9岁	10~11岁	12~13岁	14~15岁	16岁及以上	合计
初中	合计	18.6(17.1~20.0)	13.9(12.8~14.9)	19.9(18.3~21.5)	29.5(28.1~30.9)	17.2(15.7~18.8)	0.9(0.4~1.5)	100
	性别							
	男生	19.6(17.9~21.2)	14.8(13.4~16.1)	20.7(18.9~22.6)	27.8(26.3~29.2)	16.1(14.7~17.5)	1.1(0.5~1.7)	100
	女生	16.1(14.1~18.0)	11.6(10.1~13.2)	17.8(15.8~19.8)	33.8(31.3~36.3)	20.1(17.1~23.1)	0.5(0.1~1.0)	100
	城乡							
	城市	21.1(18.7~23.6)	14.5(12.8~16.1)	18.8(17.0~20.6)	28.8(27.0~30.6)	16.2(14.4~18.0)	0.6(0.2~1.1)	100
	农村	17.1(15.3~18.8)	13.5(12.2~14.9)	20.5(18.2~22.9)	29.9(28.0~31.8)	17.8(15.6~20.0)	1.1(0.3~1.9)	100
	年级							
	初一	23.3(20.7~25.9)	19.2(17.0~21.4)	23.3(20.7~26.0)	30.6(27.8~33.4)	3.5(2.2~4.8)	0.1(0.0~0.2)	100
	初二	18.6(16.2~21.0)	13.4(11.9~14.9)	21.1(18.5~23.6)	32.0(29.8~34.2)	14.1(12.0~16.2)	0.8(0.2~1.4)	100
	初三	15.7(14.0~17.3)	11.1(9.8~12.3)	16.9(15.3~18.6)	26.8(24.8~28.7)	27.9(25.9~30.0)	1.6(0.7~2.5)	100
高中	合计	13.5(12.7~14.3)	9.5(8.9~10.1)	11.8(11.2~12.5)	19.7(18.7~20.6)	29.7(28.6~30.8)	15.8(14.6~17.0)	100
	性别							
	男生	12.4(11.6~13.2)	9.6(8.9~10.3)	12.6(11.7~13.4)	19.9(18.9~20.9)	28.7(27.5~29.9)	16.9(15.3~18.4)	100
	女生	16.9(14.9~19.0)	9.3(8.0~10.5)	9.6(8.2~11.0)	18.9(17.0~20.8)	32.9(29.7~36.1)	12.4(11.0~13.8)	100
	城乡							
	城市	12.7(11.7~13.8)	8.8(7.9~9.8)	11.8(10.9~12.7)	19.5(18.3~20.6)	30.7(29.2~32.2)	16.4(14.7~18.1)	100
	农村	14.1(12.9~15.3)	10.1(9.2~10.9)	11.8(10.9~12.8)	19.8(18.4~21.2)	28.9(27.4~30.4)	15.3(13.8~16.9)	100
	普高	17.0(16.0~18.1)	11.1(10.4~11.9)	12.8(12.0~13.7)	19.9(18.8~21.0)	26.3(25.1~27.6)	12.8(11.9~13.8)	100
	普高一	17.5(15.8~19.3)	11.8(10.2~13.3)	14.1(12.7~15.5)	24.5(22.8~26.2)	28.9(26.8~31.0)	3.2(2.5~3.8)	100
	普高二	16.7(15.2~18.3)	11.2(10.0~12.3)	12.6(11.4~13.9)	20.5(18.2~22.9)	26.8(24.4~29.2)	12.1(10.8~13.4)	100
	普高三	16.9(15.5~18.3)	10.5(9.5~11.5)	11.8(10.3~13.4)	15.1(13.7~16.5)	23.5(21.8~25.3)	22.2(20.2~24.1)	100
	职高	7.7(6.7~8.7)	6.9(6.0~7.9)	10.2(9.2~11.3)	19.3(17.7~20.9)	35.2(33.3~37.1)	20.7(18.4~23.0)	100
	职高一	7.4(5.8~8.9)	7.1(5.6~8.6)	12.6(10.6~14.6)	24.6(21.4~27.7)	38.8(35.6~42.1)	9.6(7.3~11.8)	100
	职高二	8.4(6.7~10.1)	8.0(6.6~9.3)	9.2(7.7~10.8)	16.8(14.3~19.2)	35.0(31.9~38.1)	22.6(18.9~26.3)	100
	职高三	7.3(5.7~8.9)	5.5(4.1~7.0)	8.3(6.5~10.0)	15.3(12.7~18.0)	30.8(28.3~33.4)	32.7(28.4~36.9)	100

附表 4-1-6 尝试吸卷烟的中学生吸烟场所分布   单位：%

学校类型	人口学特征	家里	网吧	学校	朋友家	餐馆	其他场所	合计
总计	合计	35.1(33.0~37.2)	5.9(5.0~6.7)	18.9(17.3~20.5)	12.8(11.6~14.0)	5.3(4.6~5.9)	22.1(20.1~24.0)	100
	性别							
	男生	35.3(33.1~37.5)	6.2(5.2~7.1)	19.1(17.4~20.9)	11.9(10.7~13.1)	5.7(4.9~6.4)	21.8(19.7~24.0)	100
	女生	34.3(31.3~37.2)	4.5(3.1~5.9)	17.9(15.4~20.5)	16.6(14.2~19.1)	3.6(2.6~4.6)	23.1(20.2~26.0)	100
	城乡							
	城市	35.0(31.9~38.1)	6.2(5.0~7.3)	18.9(16.5~21.3)	11.1(9.4~12.9)	5.6(4.6~6.6)	23.1(20.1~26.2)	100
	农村	35.2(32.4~38.0)	5.6(4.5~6.8)	18.9(16.8~21.1)	13.9(12.2~15.5)	5.0(4.2~5.9)	21.4(18.9~23.8)	100

学校类型	人口学特征	家里	网吧	学校	朋友家	餐馆	其他场所	合计
初中	合计	33.8(30.5~37.2)	5.3(3.9~6.6)	16.5(14.3~18.7)	16.8(14.7~18.9)	3.9(3.1~4.7)	23.6(20.1~27.2)	100
	性别							
	男生	33.1(29.5~36.7)	5.6(4.1~7.2)	16.3(14.1~18.5)	16.8(14.5~19.1)	4.5(3.4~5.5)	23.7(19.7~27.6)	100
	女生	35.9(31.7~40.1)	4.3(2.3~6.3)	17.0(13.1~20.9)	16.9(13.8~20.1)	2.3(1.2~3.4)	23.5(19.0~28.1)	100
	城乡							
	城市	34.3(29.5~39.1)	6.6(4.5~8.7)	14.3(11.3~17.2)	14.2(10.4~18.0)	4.4(2.7~6.1)	26.3(18.7~33.8)	100
	农村	33.6(29.2~38.0)	4.7(2.9~6.4)	17.6(14.7~20.5)	18.1(15.6~20.7)	3.6(2.8~4.5)	22.4(18.7~26.0)	100
	年级							
	初一	32.6(26.1~39.1)	7.8(4.4~11.1)	11.4(7.9~14.9)	18.1(14.5~21.7)	3.1(1.5~4.6)	27.0(21.0~33.0)	100
	初二	31.6(27.1~36.1)	4.2(2.6~5.8)	17.8(14.6~21.1)	18.2(14.5~22.0)	3.5(2.2~4.9)	24.6(19.5~29.7)	100
	初三	36.3(32.7~39.9)	4.8(3.4~6.3)	18.1(15.1~21.1)	15.1(12.9~17.3)	4.6(3.2~6.0)	21.1(18.0~24.2)	100
高中	合计	36.0(33.4~38.6)	6.3(5.3~7.2)	20.6(18.3~22.8)	10.0(9.0~11.0)	6.2(5.3~7.1)	21.0(19.0~23.0)	100
	性别							
	男生	36.6(34.0~39.3)	6.5(5.4~7.6)	20.8(18.4~23.2)	9.0(8.0~10.0)	6.3(5.3~7.3)	20.8(18.5~23.0)	100
	女生	32.1(28.0~36.2)	4.8(3.2~6.4)	19.1(15.0~23.2)	16.3(12.6~20.0)	5.2(3.5~7.0)	22.5(18.8~26.1)	100
	城乡							
	城市	35.4(31.8~38.9)	6.0(4.7~7.3)	21.2(18.0~24.4)	9.7(8.2~11.1)	6.2(4.9~7.5)	21.6(19.0~24.2)	100
	农村	36.5(32.9~40.1)	6.5(5.1~7.8)	20.0(17.0~23.1)	10.3(8.9~11.7)	6.2(4.9~7.5)	20.5(17.7~23.4)	100
	普高	30.4(27.2~33.7)	7.5(6.1~8.9)	22.3(18.8~25.7)	9.5(8.1~10.8)	7.2(5.9~8.6)	23.1(20.2~26.0)	100
	普高一	28.4(23.5~33.2)	9.2(6.8~11.6)	18.8(13.9~23.8)	12.9(10.2~15.6)	5.7(3.9~7.5)	25.0(21.0~29.0)	100
	普高二	31.3(27.0~35.5)	6.3(4.0~8.6)	22.7(18.2~27.2)	9.6(7.3~11.9)	6.8(4.8~8.7)	23.3(20.0~26.6)	100
	普高三	31.4(27.0~35.8)	7.2(5.4~9.0)	24.7(20.3~29.1)	6.5(4.9~8.2)	8.9(6.8~11.0)	21.2(16.9~25.6)	100
	职高	40.8(36.9~44.7)	5.2(4.0~6.4)	19.1(16.0~22.2)	10.5(9.0~12.0)	5.3(4.0~6.5)	19.2(16.6~21.8)	100
	职高一	38.9(33.7~44.1)	6.2(4.1~8.4)	17.7(13.7~21.6)	12.2(9.0~15.4)	3.9(2.4~5.4)	21.1(16.9~25.3)	100
	职高二	40.0(34.3~45.8)	3.9(2.5~5.3)	21.2(16.3~26.2)	10.1(7.6~12.6)	5.7(3.6~7.7)	19.1(13.9~24.2)	100
	职高三	43.7(37.3~50.1)	5.2(3.5~6.9)	18.5(13.7~23.2)	8.9(5.8~12.0)	6.4(4.0~8.9)	17.3(12.9~21.7)	100

附表 4-1-7　现在吸卷烟的中学生吸烟场所分布　　　　单位：%

学校类型	人口学特征	家里	网吧	学校	朋友家	餐馆	其他场所	合计
总计	合计	35.1(33.0~37.2)	5.9(5.1~6.7)	18.9(17.3~20.6)	12.7(11.5~13.9)	5.3(4.6~5.9)	22.1(20.1~24.0)	100
	性别							
	男生	35.3(33.1~37.5)	6.2(5.2~7.1)	19.2(17.4~20.9)	11.8(10.7~13.0)	5.7(4.9~6.4)	21.8(19.7~24.0)	100
	女生	34.3(31.3~37.3)	4.5(3.1~5.9)	18.0(15.4~20.5)	16.5(14.1~19.0)	3.6(2.6~4.6)	23.1(20.2~26.0)	100
	城乡							
	城市	35.0(31.8~38.1)	6.2(5.1~7.4)	19.0(16.6~21.4)	11.1(9.4~12.8)	5.6(4.6~6.6)	23.2(20.1~26.2)	100
	农村	35.2(32.4~38.0)	5.7(4.5~6.8)	18.9(16.8~21.1)	13.8(12.2~15.5)	5.1(4.2~5.9)	21.3(18.8~23.8)	100

续表

学校类型	人口学特征	家里	网吧	学校	朋友家	餐馆	其他场所	合计
初中	合计	33.8(30.5~37.2)	5.3(3.9~6.7)	16.5(14.3~18.7)	16.8(14.7~18.9)	3.9(3.1~4.7)	23.7(20.1~27.2)	100
	性别							
	男生	33.0(29.4~36.7)	5.7(4.2~7.2)	16.3(14.1~18.6)	16.8(14.6~19.1)	4.5(3.5~5.5)	23.7(19.7~27.6)	100
	女生	36.0(31.8~40.2)	4.3(2.3~6.3)	17.1(13.2~21.0)	16.7(13.5~19.9)	2.3(1.2~3.5)	23.6(19.1~28.2)	100
	城乡							
	城市	34.2(29.4~39.0)	6.6(4.5~8.7)	14.3(11.3~17.2)	14.2(10.4~18.0)	4.5(2.8~6.2)	26.3(18.7~33.9)	100
	农村	33.6(29.2~38.0)	4.7(2.9~6.4)	17.6(14.7~20.5)	18.0(15.4~20.6)	3.7(2.8~4.5)	22.4(18.7~26.1)	100
	年级							
	初一	32.4(25.9~38.9)	7.8(4.4~11.2)	11.5(8.0~14.9)	18.2(14.5~21.8)	3.1(1.5~4.6)	27.1(21.1~33.1)	100
	初二	31.6(27.1~36.0)	4.2(2.6~5.9)	17.8(14.6~21.1)	18.3(14.5~22.0)	3.5(2.2~4.9)	24.6(19.5~29.7)	100
	初三	36.3(32.7~39.9)	4.9(3.4~6.3)	18.1(15.0~21.1)	14.9(12.7~17.2)	4.6(3.3~6.0)	21.2(18.0~24.3)	100
高中	合计	36.0(33.4~38.6)	6.3(5.3~7.2)	20.6(18.4~22.8)	10.0(9.0~11.0)	6.2(5.3~7.1)	21.0(19.0~22.9)	100
	性别							
	男生	36.6(33.9~39.3)	6.5(5.4~7.6)	20.8(18.4~23.2)	9.0(7.9~10.0)	6.4(5.4~7.4)	20.7(18.5~23.0)	100
	女生	32.1(28.1~36.2)	4.8(3.2~6.4)	19.1(15.0~23.2)	16.3(12.6~20.0)	5.2(3.5~7.0)	22.4(18.8~26.1)	100
	城乡							
	城市	35.3(31.8~38.9)	6.0(4.7~7.3)	21.2(18.0~24.5)	9.6(8.2~11.0)	6.2(4.9~7.5)	21.6(19.0~24.3)	100
	农村	36.5(32.9~40.2)	6.5(5.1~7.8)	20.0(16.9~23.1)	10.3(9.0~11.7)	6.2(4.9~7.5)	20.5(17.6~23.3)	100
	普高	30.4(27.1~33.6)	7.5(6.1~9.0)	22.3(18.9~25.8)	9.5(8.1~10.8)	7.2(5.9~8.6)	23.0(20.1~25.9)	100
	普高一	28.3(23.4~33.2)	9.2(6.9~11.6)	18.8(13.8~23.8)	12.9(10.2~15.6)	5.7(3.9~7.5)	25.0(21.0~29.0)	100
	普高二	31.3(27.0~35.5)	6.3(4.0~8.6)	22.8(18.3~27.3)	9.6(7.3~11.9)	6.8(4.8~8.7)	23.2(19.9~26.5)	100
	普高三	31.3(26.9~35.8)	7.2(5.4~9.0)	24.8(20.4~29.2)	6.5(4.9~8.1)	8.9(6.8~11.1)	21.3(16.9~25.6)	100
	职高	40.8(36.9~44.7)	5.2(4.0~6.4)	19.1(16.0~22.2)	10.4(9.0~11.9)	5.3(4.0~6.6)	19.2(16.6~21.8)	100
	职高一	38.9(33.7~44.1)	6.2(4.1~8.4)	17.6(13.7~21.6)	12.2(9.1~15.4)	3.9(2.4~5.4)	21.1(16.9~25.3)	100
	职高二	40.0(34.3~45.8)	3.9(2.5~5.3)	21.2(16.3~26.2)	10.1(7.6~12.6)	5.7(3.6~7.7)	19.1(13.9~24.2)	100
	职高三	43.7(37.3~50.1)	5.2(3.5~6.9)	18.5(13.7~23.2)	8.7(5.7~11.8)	6.6(4.1~9.1)	17.3(12.9~21.7)	100

附表 4-2-1   中学生听说过电子烟的比例   单位：%

学校类型	人口学特征	合计	城市	农村
总计	合计	86.6(85.7~87.5)	88.6(87.6~89.5)	84.8(83.3~86.4)
	性别			
	男生	87.1(86.3~88.0)	88.4(87.5~89.4)	86.0(84.7~87.3)
	女生	86.0(84.8~87.2)	88.7(87.7~89.7)	83.6(81.6~85.6)

学校类型	人口学特征	合计	城市	农村
初中	合计	81.5(80.2~82.8)	84.3(82.9~85.7)	79.1(77.0~81.1)
	性别			
	男生	82.3(81.0~83.5)	84.4(82.8~85.9)	80.5(78.5~82.4)
	女生	80.7(79.2~82.2)	84.3(82.8~85.7)	77.5(75.0~80.0)
	年级			
	初一	74.0(72.3~75.7)	77.9(75.8~80.0)	70.6(68.0~73.2)
	初二	83.5(82.1~84.9)	86.5(85.1~87.9)	80.9(78.6~83.2)
	初三	87.5(86.3~88.7)	88.9(87.4~90.4)	86.2(84.3~88.2)
高中	合计	93.5(92.9~94.1)	94.3(93.8~94.8)	92.8(91.8~93.8)
	性别			
	男生	94.0(93.5~94.4)	94.1(93.6~94.6)	93.9(93.2~94.6)
	女生	93.0(92.1~93.8)	94.5(93.9~95.1)	91.6(90.1~93.2)
	普高	94.0(93.4~94.6)	94.8(94.2~95.4)	93.3(92.2~94.3)
	普高一	93.4(92.7~94.2)	94.5(93.8~95.3)	92.4(91.2~93.7)
	普高二	94.5(93.7~95.2)	95.2(94.5~96.0)	93.8(92.6~95.0)
	普高三	94.1(93.4~94.8)	94.7(93.8~95.5)	93.6(92.5~94.8)
	职高	92.3(91.3~93.3)	93.1(92.3~93.9)	91.6(89.8~93.4)
	职高一	92.3(91.0~93.6)	92.7(91.3~94.0)	92.0(89.8~94.1)
	职高二	92.4(90.8~93.9)	94.0(92.8~95.2)	90.8(88.1~93.5)
	职高三	92.3(90.9~93.6)	92.6(91.0~94.2)	92.0(89.8~94.1)

附表 4-2-2　中学生使用过电子烟的比例　　　　　　　　　单位：%

学校类型	人口学特征	合计	城市	农村
总计	合计	16.1(15.4~16.8)	14.6(13.8~15.4)	17.4(16.4~18.4)
	男生	22.1(21.2~23.1)	19.7(18.5~20.8)	24.3(22.8~25.7)
	女生	9.4(9.0~9.9)	9.1(8.5~9.6)	9.8(9.0~10.5)
初中	合计	13.5(12.6~14.3)	11.3(10.3~12.3)	15.4(14.1~16.7)
	性别			
	男生	17.7(16.5~18.9)	14.7(13.3~16.0)	20.3(18.5~22.2)
	女生	8.7(8.1~9.3)	7.5(6.8~8.2)	9.7(8.8~10.7)
	年级			
	初一	10.6(9.8~11.4)	9.0(8.0~10.0)	12.1(10.9~13.2)
	初二	13.7(12.7~14.7)	11.6(10.4~12.8)	15.6(14.1~17.2)
	初三	16.3(15.2~17.5)	13.6(12.2~14.9)	18.8(16.9~20.6)

续表

学校类型	人口学特征	合计	城市	农村
高中	合计	19.6(18.8~20.5)	19.1(17.9~20.2)	20.1(18.9~21.3)
	性别			
	男生	28.4(27.1~29.6)	26.7(25.0~28.4)	29.9(28.1~31.6)
	女生	10.4(9.8~11.0)	11.1(10.2~11.9)	9.8(9.0~10.6)
	普高	16.6(15.8~17.5)	16.1(15.0~17.3)	17.1(15.8~18.4)
	普高一	15.7(14.5~16.9)	14.3(12.9~15.7)	16.9(15.1~18.8)
	普高二	16.9(15.7~18.1)	17.1(15.4~18.7)	16.8(15.1~18.5)
	普高三	17.4(16.5~18.3)	17.2(15.9~18.5)	17.6(16.3~18.9)
	职高	26.8(24.8~28.9)	26.0(22.9~29.0)	27.7(25.0~30.3)
	职高一	28.2(25.6~30.8)	27.1(23.2~31.1)	29.2(26.0~32.4)
	职高二	25.7(22.5~28.9)	25.2(20.8~29.6)	26.1(21.4~30.8)
	职高三	26.4(23.5~29.3)	25.3(21.8~28.7)	27.4(22.8~32.0)

附表 4-2-3　中学生现在使用电子烟的比例

单位：%

学校类型	人口学特征	合计	城市	农村
总计	合计	3.6(3.3~3.8)	3.2(2.9~3.6)	3.9(3.5~4.2)
	男生	4.9(4.6~5.2)	4.4(3.9~4.8)	5.4(4.9~5.9)
	女生	2.1(1.9~2.3)	2.0(1.7~2.2)	2.2(2.0~2.5)
初中	合计	3.1(2.8~3.4)	2.4(2.0~2.8)	3.7(3.2~4.2)
	性别			
	男生	3.9(3.5~4.3)	3.0(2.6~3.5)	4.7(4.0~5.3)
	女生	2.2(1.9~2.4)	1.7(1.4~2.1)	2.6(2.2~3.0)
	年级			
	初一	2.2(1.9~2.5)	1.6(1.3~2.0)	2.7(2.2~3.1)
	初二	3.3(2.8~3.7)	2.5(1.9~3.1)	4.0(3.3~4.7)
	初三	3.9(3.4~4.3)	3.2(2.7~3.7)	4.4(3.8~5.1)
高中	合计	4.2(3.9~4.6)	4.3(3.8~4.8)	4.2(3.6~4.7)
	性别			
	男生	6.3(5.7~6.9)	6.2(5.4~7.0)	6.4(5.5~7.2)
	女生	2.0(1.8~2.3)	2.3(1.9~2.7)	1.8(1.5~2.1)
	普高	3.0(2.7~3.3)	3.1(2.6~3.5)	2.9(2.4~3.3)
	普高一	2.8(2.4~3.3)	2.4(1.9~2.9)	3.2(2.4~4.0)
	普高二	3.1(2.5~3.6)	3.5(2.7~4.4)	2.6(2.1~3.2)
	普高三	3.0(2.6~3.4)	3.3(2.7~3.9)	2.8(2.3~3.3)
	职高	7.2(6.3~8.1)	7.2(5.9~8.4)	7.3(6.1~8.6)
	职高一	7.5(6.5~8.5)	7.6(6.0~9.1)	7.5(6.2~8.8)
	职高二	7.0(5.8~8.3)	7.2(5.5~8.9)	6.9(5.0~8.7)
	职高三	7.1(5.6~8.7)	6.6(4.5~8.6)	7.6(5.3~9.9)

附表 4-2-4　中学生在过去 30 天内使用电子烟的频率分布　　　　　　单位：%

学校类型	人口学特征	0天	1~2天	3~5天	6~9天	10~19天	20~29天	30天	合计
总计	合计	96.4(96.2~96.7)	1.7(1.5~1.8)	0.6(0.5~0.7)	0.4(0.4~0.5)	0.4(0.3~0.4)	0.1(0.1~0.2)	0.4(0.3~0.4)	100
	性别								
	男生	95.1(94.8~95.4)	2.3(2.1~2.5)	0.8(0.8~0.9)	0.6(0.5~0.7)	0.5(0.4~0.5)	0.2(0.2~0.2)	0.5(0.4~0.6)	100
	女生	97.9(97.7~98.1)	1.0(0.9~1.1)	0.4(0.3~0.4)	0.3(0.2~0.3)	0.2(0.2~0.3)	0.1(0.1~0.1)	0.2(0.1~0.2)	100
	城乡								
	城市	96.8(96.4~97.1)	1.5(1.3~1.6)	0.6(0.5~0.6)	0.4(0.3~0.4)	0.3(0.3~0.4)	0.1(0.1~0.2)	0.3(0.3~0.4)	100
	农村	96.1(95.8~96.5)	1.9(1.7~2.1)	0.6(0.6~0.7)	0.5(0.4~0.6)	0.4(0.3~0.4)	0.1(0.1~0.2)	0.4(0.3~0.4)	100
初中	合计	96.9(96.6~97.2)	1.6(1.4~1.7)	0.5(0.4~0.6)	0.3(0.3~0.4)	0.3(0.2~0.3)	0.1(0.1~0.2)	0.3(0.2~0.3)	100
	性别								
	男生	96.1(95.7~96.5)	2.0(1.7~2.2)	0.7(0.6~0.7)	0.4(0.3~0.5)	0.3(0.3~0.4)	0.2(0.1~0.2)	0.3(0.3~0.4)	100
	女生	97.8(97.6~98.1)	1.1(0.9~1.2)	0.4(0.3~0.4)	0.3(0.2~0.3)	0.2(0.2~0.3)	0.1(0.0~0.1)	0.2(0.1~0.2)	100
	城乡								
	城市	97.6(97.2~98.0)	1.2(1.0~1.4)	0.4(0.3~0.5)	0.2(0.2~0.3)	0.2(0.2~0.3)	0.1(0.1~0.1)	0.2(0.2~0.3)	100
	农村	96.3(95.8~96.8)	1.9(1.6~2.2)	0.6(0.5~0.7)	0.4(0.4~0.5)	0.3(0.3~0.4)	0.1(0.1~0.2)	0.3(0.2~0.4)	100
	年级								
	初一	97.8(97.5~98.1)	1.2(1.0~1.4)	0.3(0.2~0.4)	0.3(0.2~0.4)	0.2(0.1~0.2)	0.1(0.0~0.2)	0.1(0.1~0.2)	100
	初二	96.7(96.3~97.2)	1.6(1.4~1.9)	0.6(0.5~0.8)	0.3(0.3~0.4)	0.3(0.3~0.4)	0.1(0.1~0.2)	0.2(0.2~0.3)	100
	初三	96.1(95.7~96.6)	1.9(1.6~2.2)	0.6(0.5~0.7)	0.4(0.3~0.5)	0.4(0.3~0.4)	0.1(0.1~0.2)	0.4(0.3~0.5)	100
高中	合计	95.8(95.4~96.1)	1.8(1.7~2.0)	0.7(0.6~0.8)	0.6(0.5~0.7)	0.4(0.4~0.5)	0.2(0.1~0.2)	0.5(0.4~0.6)	100
	性别								
	男生	93.7(93.1~94.3)	2.7(2.4~3.0)	1.1(0.9~1.2)	0.9(0.7~1.0)	0.6(0.6~0.7)	0.3(0.2~0.3)	0.7(0.6~0.9)	100
	女生	98.0(97.7~98.2)	0.9(0.8~1.0)	0.4(0.3~0.4)	0.3(0.2~0.3)	0.2(0.1~0.3)	0.1(0.1~0.1)	0.2(0.2~0.3)	100
	城乡								
	城市	95.7(95.2~96.2)	1.8(1.6~2.0)	0.7(0.6~0.8)	0.6(0.4~0.7)	0.5(0.4~0.6)	0.2(0.1~0.2)	0.5(0.4~0.6)	100
	农村	95.8(95.3~96.4)	1.8(1.6~2.1)	0.7(0.6~0.8)	0.6(0.5~0.7)	0.4(0.3~0.5)	0.2(0.1~0.2)	0.5(0.4~0.6)	100
	普高	97.0(96.7~97.3)	1.4(1.2~1.5)	0.5(0.4~0.5)	0.4(0.3~0.5)	0.3(0.2~0.3)	0.1(0.1~0.1)	0.3(0.3~0.4)	100
	普高一	97.2(96.7~97.6)	1.3(1.0~1.6)	0.5(0.4~0.6)	0.4(0.3~0.5)	0.3(0.2~0.3)	0.1(0.1~0.1)	0.3(0.2~0.4)	100
	普高二	96.9(96.4~97.5)	1.4(1.2~1.7)	0.5(0.3~0.6)	0.4(0.3~0.5)	0.3(0.2~0.4)	0.1(0.1~0.1)	0.4(0.3~0.5)	100
	普高三	97.0(96.6~97.4)	1.4(1.1~1.6)	0.5(0.4~0.6)	0.4(0.3~0.5)	0.3(0.2~0.4)	0.2(0.1~0.2)	0.4(0.3~0.5)	100
	职高	92.8(91.9~93.7)	3.0(2.6~3.3)	1.3(1.1~1.6)	1.0(0.8~1.2)	0.8(0.6~1.0)	0.3(0.2~0.4)	0.8(0.6~1.0)	100
	职高一	92.5(91.5~93.5)	3.4(2.8~3.9)	1.3(1.0~1.6)	1.0(0.8~1.3)	0.8(0.5~1.1)	0.3(0.2~0.5)	0.7(0.5~1.0)	100
	职高二	93.0(91.7~94.2)	3.0(2.4~3.6)	1.2(0.9~1.5)	1.0(0.7~1.4)	0.8(0.5~1.1)	0.2(0.1~0.3)	0.8(0.5~1.1)	100
	职高三	92.9(91.3~94.4)	2.5(1.9~3.0)	1.5(0.9~2.1)	1.1(0.7~1.4)	0.7(0.5~1.0)	0.4(0.2~0.6)	0.9(0.6~1.2)	100

附表 4-3-1　现在吸卷烟的中学生烟草依赖比例　　　　单位：%

学校类型	人口学特征	合计	男生	女生
总计	合计	23.2(21.8~24.6)	25.2(23.4~26.9)	14.8(12.4~17.2)
	城市	24.2(22.0~26.4)	26.5(23.7~29.2)	15.1(11.7~18.5)
	农村	22.5(20.7~24.3)	24.3(22.0~26.6)	14.6(11.3~17.9)
初中	合计	17.1(15.3~18.8)	18.9(16.8~20.9)	12.2(9.1~15.3)
	城乡			
	城市	17.6(14.9~20.3)	19.3(16.1~22.5)	13.2(7.2~19.2)
	农村	16.8(14.6~19.0)	18.6(16.1~21.2)	11.7(8.2~15.2)
	年级			
	初一	13.9(9.7~18.0)	15.4(10.5~20.2)	10.6(4.7~16.4)
	初二	15.3(12.6~18.0)	16.6(12.9~20.2)	12.3(6.3~18.4)
	初三	19.9(17.4~22.4)	22.0(18.7~25.2)	13.1(9.5~16.7)
高中	合计	27.2(25.2~29.2)	28.7(26.2~31.1)	18.2(14.6~21.7)
	城乡			
	城市	27.3(24.7~30.0)	29.4(26.3~32.4)	16.7(12.9~20.5)
	农村	27.1(24.2~30.0)	28.1(24.5~31.7)	19.8(13.6~26.1)
	普高	24.0(21.7~26.2)	23.7(21.1~26.4)	25.9(19.6~32.2)
	普高一	20.5(16.8~24.2)	20.7(16.6~24.9)	19.2(10.2~28.1)
	普高二	24.8(21.0~28.5)	24.1(20.1~28.1)	29.2(19.1~39.3)
	普高三	26.2(23.1~29.4)	25.7(22.4~29.1)	31.6(21.5~41.8)
	职高	30.1(27.3~32.9)	33.3(30.1~36.6)	12.8(8.7~16.8)
	职高一	22.8(18.5~27.1)	26.5(21.0~31.9)	8.9(4.8~12.9)
	职高二	31.2(26.7~35.8)	33.6(28.5~38.8)	16.4(7.5~25.3)
	职高三	37.6(32.7~42.5)	40.2(34.8~45.6)	16.6(7.1~26.2)

附表 4-3-2　现在吸卷烟的中学生想戒烟的比例　　　　单位：%

学校类型	人口学特征	合计	男生	女生
总计	合计	62.8(60.1~65.4)	63.8(61.2~66.4)	57.5(52.3~62.6)
	城市	63.1(59.5~66.7)	64.5(61.0~68.1)	56.2(49.5~62.9)
	农村	62.5(58.7~66.3)	63.3(59.7~66.9)	58.3(51.1~65.6)
初中	合计	61.4(56.9~65.9)	62.6(58.2~67.0)	58.2(51.6~64.9)
	城乡			
	城市	61.6(55.3~68.0)	64.9(58.5~71.3)	52.7(43.5~61.9)
	农村	61.3(55.4~67.3)	61.5(55.6~67.3)	60.9(52.5~69.4)
	年级			
	初一	57.2(47.6~66.8)	62.1(50.7~73.4)	47.0(31.0~63.0)
	初二	63.8(58.2~69.4)	63.9(57.3~70.5)	63.6(54.1~73.1)
	初三	61.5(56.2~66.7)	62.0(56.1~67.9)	59.7(51.6~67.7)

续表

学校类型	人口学特征	合计	男生	女生
高中	合计	63.5(60.9~66.1)	64.4(61.8~66.9)	56.4(49.7~63.1)
	城乡			
	城市	63.7(59.9~67.6)	64.4(60.6~68.2)	59.1(49.6~68.6)
	农村	63.3(59.8~66.8)	64.4(60.9~67.8)	53.4(43.9~62.9)
	普高	62.1(59.0~65.2)	63.0(59.8~66.1)	54.8(46.2~63.4)
	普高一	62.7(57.0~68.3)	64.2(58.4~70.0)	53.4(35.9~70.9)
	普高二	59.9(54.2~65.6)	59.2(53.3~65.2)	64.1(52.2~76.1)
	普高三	63.4(58.8~68.0)	64.9(60.1~69.7)	41.3(28.1~54.4)
	职高	64.7(60.9~68.4)	65.6(61.8~69.3)	57.7(48.1~67.3)
	职高一	64.6(59.3~69.9)	64.5(58.8~70.2)	65.1(54.0~76.3)
	职高二	62.5(57.2~67.8)	64.7(59.4~70.1)	43.7(25.7~61.7)
	职高三	66.9(61.5~72.3)	67.4(61.3~73.4)	61.2(48.9~73.5)

附表 4-3-3　现在吸卷烟的中学生在过去 12 个月内尝试过戒烟的比例　　　单位：%

学校类型	人口学特征	合计	男生	女生
总计	合计	72.6(70.7~74.5)	73.5(71.6~75.3)	68.8(65.1~72.5)
	城市	73.8(71.7~75.8)	74.6(72.6~76.6)	70.2(64.8~75.6)
	农村	71.8(68.9~74.8)	72.7(69.8~75.5)	67.8(62.7~72.9)
初中	合计	71.6(68.2~74.9)	72.1(68.5~75.7)	70.0(65.4~74.7)
	城乡			
	城市	74.4(71.2~77.5)	75.6(72.5~78.8)	71.2(63.6~78.7)
	农村	70.2(65.3~75.0)	70.4(65.2~75.6)	69.4(63.6~75.3)
	年级			
	初一	68.7(60.6~76.9)	69.8(61.8~77.8)	66.6(53.8~79.3)
	初二	70.4(66.1~74.8)	69.8(64.2~75.4)	72.1(64.2~80.0)
	初三	73.6(70.0~77.2)	74.6(70.7~78.6)	70.2(63.6~76.7)
高中	合计	73.3(71.4~75.1)	74.2(72.3~76.0)	67.2(62.3~72.1)
	城乡			
	城市	73.5(71.2~75.8)	74.2(71.9~76.6)	69.4(62.1~76.6)
	农村	73.1(70.3~75.8)	74.1(71.4~76.8)	64.9(58.4~71.4)
	普高	72.0(69.7~74.3)	72.6(70.1~75.1)	67.4(61.7~73.2)
	普高一	72.1(68.1~76.0)	73.1(68.8~77.3)	66.1(54.8~77.4)
	普高二	73.8(70.2~77.3)	74.2(70.6~77.7)	71.1(61.9~80.3)
	普高三	70.5(66.8~74.2)	71.0(67.3~74.8)	63.8(52.8~74.8)
	职高	74.4(71.7~77.1)	75.6(72.8~78.4)	67.0(59.5~74.5)
	职高一	75.9(71.7~80.1)	77.7(73.0~82.4)	68.0(59.6~76.3)
	职高二	72.9(69.2~76.6)	75.1(71.6~78.7)	56.8(40.2~73.3)
	职高三	74.3(70.2~78.5)	73.9(69.7~78.2)	78.0(68.7~87.3)

附表 4-3-4   现在吸卷烟的中学生接受过戒烟建议的比例   单位：%

学校类型	人口学特征	合计	男生	女生
总计	合计	10.7（9.7~11.6）	11.1（10.0~12.1）	9.0（7.4~10.5）
	城市	10.3（9.2~11.3）	10.6（9.4~11.8）	9.0（6.9~11.1）
	农村	11.0（9.6~12.3）	11.4（9.9~12.9）	8.9（6.8~11.1）
初中	合计	9.8（8.4~11.3）	10.1（8.4~11.8）	9.1（7.0~11.2）
	城乡			
	城市	9.5（7.6~11.5）	9.8（7.5~12.0）	9.0（5.9~12.1）
	农村	10.0（8.0~11.9）	10.3（8.0~12.5）	9.1（6.4~11.9）
	年级			
	初一	9.6（5.9~13.3）	9.7（6.1~13.4）	9.4（3.6~15.1）
	初二	10.5（8.0~13.0）	10.9（7.9~14.0）	9.3（5.1~13.5）
	初三	9.4（7.4~11.5）	9.6（7.2~12.1）	8.7（6.1~11.3）
高中	合计	11.3（10.1~12.4）	11.6（10.3~13.0）	8.8（6.7~10.9）
	城乡			
	城市	10.6（9.5~11.8）	10.9（9.5~12.3）	9.0（6.1~11.9）
	农村	11.8（9.9~13.7）	12.2（10.1~14.2）	8.6（5.5~11.8）
	普高	11.5（10.2~12.7）	11.8（10.4~13.1）	9.2（6.3~12.1）
	普高一	12.1（9.0~15.2）	12.6（9.3~15.8）	9.4（3.7~15.1）
	普高二	9.6（7.8~11.4）	9.6（7.6~11.6）	9.5（5.2~13.9）
	普高三	12.6（9.5~15.6）	12.9（9.7~16.2）	8.4（2.8~14.1）
	职高	11.1（9.1~13.0）	11.5（9.3~13.7）	8.6（5.6~11.5）
	职高一	9.6（6.7~12.5）	9.5（6.2~12.8）	10.0（5.5~14.5）
	职高二	12.4（8.7~16.1）	13.3（9.0~17.6）	6.5（2.2~10.8）
	职高三	11.3（8.3~14.3）	11.7（8.4~15.1）	8.1（1.7~14.5）

附表 4-4-1   中学生过去 7 天内在四类场所看到有人吸烟的比例   单位：%

学校类型	人口学特征	家	室内公共场所	室外公共场所	公共交通工具	合计
总计	合计	29.5（28.5~30.4）	39.3（38.1~40.5）	42.1（40.9~43.4）	19.8（18.8~20.8）	56.4（55.1~57.8）
	性别					
	男生	31.1（30.0~32.2）	41.5（40.2~42.8）	44.3（43.0~45.6）	21.7（20.6~22.7）	59.0（57.6~60.4）
	女生	27.7（26.7~28.6）	36.8（35.6~38.0）	39.7（38.4~41.1）	17.6（16.6~18.6）	53.6（52.2~55.1）
	城乡					
	城市	29.4（28.0~30.8）	39.2（37.5~40.9）	43.4（41.6~45.3）	18.1（17.0~19.2）	57.0（54.9~59.1）
	农村	29.5（28.1~30.9）	39.4（37.7~41.1）	41.0（39.2~42.7）	21.5（20.0~23.1）	55.9（54.1~57.7）

学校类型	人口学特征	家	室内公共场所	室外公共场所	公共交通工具	合计
初中	合计	29.4(28.4~30.5)	34.8(33.6~36.0)	38.5(37.1~39.8)	18.4(17.3~19.5)	53.4(52.0~54.9)
	性别					
	男生	30.8(29.5~32.0)	35.8(34.5~37.1)	39.5(38.2~40.9)	20.1(18.8~21.4)	55.1(53.5~56.6)
	女生	27.9(26.8~29.1)	33.6(32.4~34.8)	37.3(35.8~38.7)	16.3(15.2~17.4)	51.5(50.0~53.1)
	城乡					
	城市	29.2(27.7~30.6)	35.3(33.6~37.0)	40.6(38.6~42.5)	17.0(15.6~18.4)	54.7(52.5~56.8)
	农村	29.7(28.1~31.3)	34.3(32.6~36.0)	36.6(34.8~38.5)	19.8(18.1~21.4)	52.3(50.4~54.3)
	年级					
	初一	27.4(26.1~28.8)	28.8(27.4~30.1)	32.9(31.4~34.4)	15.5(14.4~16.6)	48.4(46.6~50.2)
	初二	30.2(28.9~31.4)	35.9(34.4~37.4)	39.8(38.2~41.4)	18.4(17.2~19.7)	54.7(53.1~56.3)
	初三	30.8(29.5~32.1)	40.0(38.5~41.6)	43.1(41.3~44.8)	21.3(19.8~22.8)	57.5(55.6~59.3)
高中	合计	29.5(28.4~30.6)	45.5(43.8~47.1)	47.1(45.5~48.7)	21.5(20.4~22.7)	60.6(58.8~62.3)
	性别					
	男生	31.5(30.3~32.8)	49.6(47.7~51.6)	51.0(49.2~52.8)	23.7(22.3~25.1)	64.6(62.7~66.4)
	女生	27.3(26.2~28.4)	41.0(39.5~42.6)	43.0(41.3~44.7)	19.1(17.8~20.4)	56.3(54.5~58.2)
	城乡					
	城市	29.7(28.1~31.4)	44.4(42.0~46.8)	47.3(44.8~49.9)	19.5(18.2~20.8)	60.2(57.5~63.0)
	农村	29.2(27.7~30.7)	46.4(44.2~48.6)	46.9(44.8~49.0)	23.7(21.9~25.6)	60.9(58.7~63.0)
	普高	29.6(28.4~30.8)	47.7(46.0~49.3)	49.4(47.8~51.1)	23.1(21.8~24.4)	63.1(61.4~64.8)
	普高一	30.3(28.8~31.7)	45.5(43.8~47.3)	47.3(45.5~49.1)	22.2(20.7~23.8)	61.7(59.9~63.6)
	普高二	30.5(29.3~31.7)	48.9(47.0~50.8)	51.1(49.2~53.0)	23.1(21.6~24.7)	64.8(62.8~66.7)
	普高三	27.9(26.4~29.4)	48.7(46.6~50.8)	50.1(48.0~52.2)	24.0(22.4~25.7)	62.8(60.7~65.0)
	职高	29.1(27.3~30.9)	40.1(37.6~42.7)	41.4(39.0~43.9)	18.8(17.4~20.3)	54.5(51.9~57.1)
	职高一	29.6(27.5~31.8)	39.7(36.8~42.7)	40.9(38.1~43.7)	17.6(16.0~19.3)	55.3(52.4~58.3)
	职高二	28.7(26.1~31.3)	40.0(36.7~43.3)	40.9(38.0~43.9)	17.8(15.4~20.2)	53.4(49.7~57.1)
	职高三	28.9(26.1~31.8)	40.8(36.4~45.2)	42.7(38.6~46.8)	21.8(19.4~24.1)	54.7(50.0~59.4)

附表 4-4-2　中学生过去 30 天内在学校看到有人吸烟的比例　　　　单位:%

学校类型	人口学特征	合计	城市	农村
总计	合计	39.9(38.3~41.6)	36.2(33.7~38.8)	43.2(41.1~45.4)
	男生	45.4(43.5~47.3)	41.1(38.1~44.1)	49.3(47.1~51.5)
	女生	33.8(32.3~35.4)	30.9(28.6~33.2)	36.5(34.4~38.6)

续表

学校类型	人口学特征	合计	城市	农村
初中	合计	34.6（33.0~36.3）	31.0（28.5~33.4）	37.9（35.6~40.1）
	性别			
	男生	38.6（36.7~40.4）	34.2（31.5~36.9）	42.4（40.0~44.9）
	女生	30.1（28.5~31.7）	27.2（24.9~29.6）	32.6（30.4~34.8）
	年级			
	初一	29.1（27.2~31.0）	25.8（23.3~28.4）	32.1（29.3~34.8）
	初二	35.1（33.1~37.1）	31.9（28.8~34.9）	38.0（35.3~40.7）
	初三	40.0（38.0~42.0）	35.5（32.8~38.2）	44.0（41.1~46.9）
高中	合计	47.2（44.8~49.5）	43.4（39.7~47.0）	50.6（47.8~53.4）
	性别			
	男生	55.1（52.3~58.0）	50.7（46.0~55.4）	59.1（56.1~62.1）
	女生	38.8（36.7~40.8）	35.7（32.8~38.5）	41.6（38.7~44.4）
	普高	47.8（45.6~50.0）	43.2（40.3~46.1）	51.9（48.8~55.0）
	普高一	42.2（39.9~44.4）	37.4（34.6~40.2）	46.4（43.2~49.7）
	普高二	49.4（46.7~52.0）	44.6（41.4~47.8）	53.6（49.7~57.6）
	普高三	52.3（49.8~54.9）	48.1（44.3~51.9）	56.1（52.7~59.4）
	职高	45.7（41.6~49.8）	43.8（36.9~50.7）	47.4（43.1~51.8）
	职高一	45.6（40.5~50.8）	44.4（35.7~53.1）	46.8（41.3~52.3）
	职高二	45.0（40.4~49.5）	42.7（36.4~49.0）	47.1（40.6~53.6）
	职高三	46.5（41.9~51.2）	44.3（37.1~51.4）	48.6（42.9~54.4）

附表 4-4-3　中学生在校期间看到教师吸烟的频率　　　　单位：%

学校类型	人口学特征	几乎每天	有时	从未见过	不知道	合计
总计	合计	8.6（8.0~9.2）	31.6（30.3~32.8）	46.4（44.8~48.0）	13.5（13.1~13.8）	100
	性别					
	男生	11.6（10.8~12.4）	32.6（31.3~34.0）	42.5（40.8~44.2）	13.2（12.9~13.6）	100
	女生	5.3（4.8~5.7）	30.3（29.0~31.6）	50.7（49.0~52.3）	13.7（13.3~14.1）	100
	城乡					
	城市	6.7（6.0~7.5）	27.3（25.3~29.2）	52.3（49.8~54.8）	13.7（13.2~14.1）	100
	农村	10.3（9.4~11.2）	35.4（33.8~36.9）	41.1（39.1~43.1）	13.3（12.8~13.7）	100

学校类型	人口学特征	几乎每天	有时	从未见过	不知道	合计
初中	合计	7.0 (6.4~7.5)	28.1 (26.7~29.5)	52.3 (50.5~54.1)	12.7 (12.2~13.1)	100
	性别					
	男生	9.1 (8.4~9.9)	29.2 (27.8~30.7)	48.9 (47.0~50.7)	12.8 (12.3~13.3)	100
	女生	4.5 (4.0~4.9)	26.7 (25.1~28.3)	56.2 (54.4~58.1)	12.6 (12.0~13.2)	100
	城乡					
	城市	5.0 (4.4~5.6)	23.7 (21.6~25.7)	58.8 (56.1~61.5)	12.5 (11.8~13.2)	100
	农村	8.7 (7.8~9.6)	31.9 (30.0~33.9)	46.5 (44.1~49.0)	12.8 (12.3~13.4)	100
	年级					
	初一	4.7 (3.8~5.6)	19.8 (18.3~21.3)	63.0 (60.9~65.1)	12.5 (11.8~13.2)	100
	初二	6.5 (5.8~7.2)	30.7 (28.9~32.5)	50.3 (48.1~52.5)	12.5 (11.9~13.1)	100
	初三	9.9 (8.8~10.9)	34.1 (32.4~35.8)	42.9 (40.7~45.2)	13.1 (12.4~13.7)	100
高中	合计	10.9 (9.9~11.8)	36.3 (34.7~37.9)	38.3 (36.2~40.4)	14.5 (14.1~15.0)	100
	性别					
	男生	15.1 (13.9~16.4)	37.5 (35.6~39.3)	33.5 (31.1~35.9)	13.9 (13.3~14.5)	100
	女生	6.4 (5.7~7.1)	35.1 (33.5~36.7)	43.4 (41.4~45.4)	15.2 (14.6~15.7)	100
	城乡					
	城市	9.1 (7.8~10.4)	32.2 (29.5~34.8)	43.5 (40.2~46.8)	15.2 (14.6~15.8)	100
	农村	12.5 (11.2~13.8)	40.0 (38.4~41.7)	33.6 (31.4~35.9)	13.9 (13.2~14.5)	100
	普高	11.5 (10.3~12.6)	37.8 (36.3~39.3)	37.7 (35.7~39.7)	13.1 (12.6~13.5)	100
	普高一	7.8 (6.7~8.8)	31.5 (29.9~33.2)	46.6 (44.4~48.8)	14.1 (13.5~14.8)	100
	普高二	12.1 (10.6~13.6)	41.1 (39.2~43.0)	34.5 (32.3~36.7)	12.4 (11.6~13.1)	100
	普高三	15.0 (13.2~16.7)	41.3 (39.4~43.3)	31.1 (28.5~33.7)	12.6 (11.9~13.3)	100
	职高	9.4 (8.2~10.7)	32.7 (30.0~35.4)	39.9 (36.4~43.4)	18.0 (16.9~19.1)	100
	职高一	8.3 (6.8~9.8)	28.9 (25.5~32.2)	44.2 (40.0~48.4)	18.6 (17.3~19.9)	100
	职高二	8.9 (7.3~10.5)	34.3 (30.9~37.7)	39.8 (35.0~44.6)	17.0 (15.3~18.6)	100
	职高三	11.5 (9.4~13.6)	35.7 (32.8~38.6)	34.3 (31.2~37.5)	18.4 (16.4~20.4)	100

附表 4-4-4　中学生对二手烟危害的认识　　　　　　　　　单位：%

学校类型	人口学特征	肯定不会	可能不会	可能会	肯定会	合计
总计	合计	2.6(2.4~2.7)	2.1(2.0~2.2)	23.0(22.4~23.6)	72.3(71.5~73.1)	100
	性别					
	男生	3.2(2.9~3.4)	2.2(2.0~2.3)	20.5(19.9~21.1)	74.2(73.4~75.0)	100
	女生	1.9(1.7~2.0)	2.0(1.8~2.2)	25.8(25.1~26.5)	70.3(69.4~71.1)	100
	吸烟状态					
	现在吸烟者	6.3(5.3~7.2)	7.4(6.3~8.4)	27.3(25.7~28.8)	59.1(56.7~61.5)	100
	现在非吸烟者	2.3(2.2~2.5)	1.8(1.7~1.9)	22.8(22.2~23.4)	73.0(72.3~73.7)	100
	城乡					
	城市	2.4(2.2~2.6)	1.8(1.6~1.9)	21.9(21.1~22.6)	73.9(73.1~74.8)	100
	农村	2.7(2.4~3.0)	2.4(2.1~2.6)	24.1(23.2~25.0)	70.9(69.6~72.1)	100
初中	合计	2.7(2.5~2.8)	2.5(2.3~2.7)	26.4(25.7~27.2)	68.5(67.5~69.5)	100
	性别					
	男生	3.2(3.0~3.4)	2.4(2.2~2.6)	22.9(22.1~23.6)	71.5(70.5~72.6)	100
	女生	2.0(1.9~2.2)	2.5(2.3~2.8)	30.5(29.6~31.3)	64.9(63.9~66.0)	100
	吸烟状态					
	现在吸烟者	7.7(6.2~9.1)	9.2(7.9~10.5)	32.9(30.2~35.5)	50.3(46.8~53.8)	100
	现在非吸烟者	2.4(2.3~2.6)	2.2(2.0~2.4)	26.2(25.5~26.9)	69.2(68.3~70.1)	100
	城乡					
	城市	2.4(2.2~2.6)	1.9(1.7~2.1)	24.7(23.7~25.7)	71.0(69.8~72.1)	100
	农村	2.9(2.6~3.2)	2.9(2.6~3.3)	27.9(26.8~29.0)	66.2(64.7~67.8)	100
	年级					
	初一	3.0(2.7~3.3)	2.7(2.3~3.0)	28.5(27.4~29.5)	65.9(64.6~67.2)	100
	初二	2.6(2.3~2.8)	2.7(2.4~3.0)	27.4(26.3~28.5)	67.3(66.0~68.7)	100
	初三	2.5(2.2~2.7)	2.1(1.8~2.3)	23.2(22.2~24.1)	72.3(71.2~73.5)	100
高中	合计	2.4(2.1~2.7)	1.6(1.4~1.8)	18.4(18.0~18.9)	77.6(76.8~78.3)	100
	性别					
	男生	3.1(2.7~3.5)	1.9(1.6~2.2)	17.2(16.6~17.8)	77.9(76.9~78.8)	100
	女生	1.7(1.5~1.9)	1.3(1.2~1.5)	19.8(19.2~20.4)	77.2(76.4~78.0)	100
	吸烟状态					
	现在吸烟者	5.3(4.1~6.5)	6.1(4.5~7.7)	23.4(22.0~24.8)	65.2(62.3~68.0)	100
	现在非吸烟者	2.2(1.9~2.4)	1.3(1.2~1.4)	18.1(17.6~18.6)	78.5(77.9~79.1)	100
	城乡					
	城市	2.5(2.2~2.8)	1.6(1.4~1.8)	18.1(17.4~18.7)	77.9(77.0~78.8)	100
	农村	2.3(1.9~2.8)	1.6(1.3~1.9)	18.8(18.1~19.5)	77.3(76.1~78.4)	100
	普高	1.8(1.7~1.9)	1.1(1.0~1.2)	16.5(16.0~17.0)	80.6(80.1~81.2)	100
	普高一	1.8(1.6~2.0)	1.0(0.9~1.2)	18.5(17.7~19.4)	78.6(77.7~79.6)	100
	普高二	1.7(1.6~1.9)	1.3(1.1~1.5)	16.6(15.9~17.3)	80.3(79.5~81.1)	100
	普高三	1.9(1.6~2.1)	0.9(0.7~1.0)	14.0(13.3~14.8)	83.2(82.4~84.0)	100
	职高	3.9(2.9~4.8)	2.9(2.3~3.4)	23.2(22.2~24.2)	70.1(68.1~72.1)	100
	职高一	3.3(2.7~3.9)	3.3(2.6~4.1)	26.4(24.9~28.0)	66.9(64.9~68.9)	100
	职高二	3.7(2.3~5.2)	2.5(1.9~3.0)	21.8(20.0~23.5)	72.0(69.3~74.8)	100
	职高三	4.7(3.3~6.1)	2.7(1.7~3.6)	20.6(18.6~22.5)	72.1(68.5~75.6)	100

附表 4-5-1　现在吸卷烟的中学生在过去 30 天中最近一次买烟时未因为年龄原因
而被拒绝的比例　　　　　　　　　　　　　　　　　　　　　　　单位：%

学校类型	人口学特征	合计	城市	农村
总计	合计	77.2(75.2~79.2)	75.9(73.7~78.2)	78.0(75.0~81.1)
	男生	76.6(74.3~78.9)	75.1(72.5~77.7)	77.5(74.1~81.0)
	女生	80.1(76.9~83.4)	79.7(75.4~83.9)	80.5(75.9~85.2)
初中	合计	73.6(71.0~76.2)	67.2(63.1~71.2)	76.7(73.5~79.9)
	性别			
	男生	72.5(69.7~75.2)	65.1(60.5~69.6)	75.8(72.5~79.2)
	女生	77.2(72.2~82.1)	73.1(66.0~80.2)	79.3(72.9~85.7)
	年级			
	初一	68.7(62.0~75.5)	68.6(56.6~80.7)	68.8(60.7~76.9)
	初二	72.2(67.7~76.6)	64.8(58.3~71.3)	75.6(70.2~81.0)
	初三	76.6(73.1~80.0)	68.4(62.2~74.6)	80.8(77.0~84.6)
高中	合计	79.6(76.8~82.4)	80.1(77.7~82.4)	79.3(74.4~84.1)
	性别			
	男生	79.0(75.8~82.1)	79.2(76.5~81.9)	78.8(73.5~84.1)
	女生	84.3(80.3~88.4)	85.3(79.7~90.8)	83.1(77.2~89.0)
	普高	82.6(80.4~84.9)	80.1(76.9~83.3)	84.7(81.5~87.9)
	普高一	78.2(74.2~82.1)	73.6(66.8~80.3)	81.0(76.0~86.0)
	普高二	83.6(79.9~87.4)	81.2(76.5~86.0)	86.0(80.6~91.5)
	普高三	86.4(82.7~90.2)	84.8(79.7~89.8)	87.9(82.5~93.3)
	职高	77.1(72.6~81.7)	80.0(77.0~83.1)	74.5(66.3~82.7)
	职高一	73.8(67.0~80.5)	77.2(71.9~82.5)	70.3(58.3~82.4)
	职高二	81.4(76.7~86.1)	84.3(78.9~89.6)	78.7(71.3~86.1)
	职高三	76.4(70.0~82.7)	78.4(70.2~86.5)	74.7(65.2~84.2)

附表 4-5-2　现在吸卷烟的中学生在过去 30 天买过 20 支一包的卷烟的市场价格分布　　单位：%

学校类型	人口学特征	不到 10 元	10~19 元	20~29 元	30~39 元	40~49 元	50 元及以上	合计
总计	合计	5.1(4.0~6.2)	53.5(50.7~56.3)	22.3(20.6~24.1)	3.8(3.2~4.5)	3.6(3.0~4.1)	11.7(10.4~12.9)	100
	性别							
	男性	4.9(4.0~5.9)	53.2(50.5~56.0)	21.9(20.0~23.9)	3.6(2.9~4.4)	3.7(3.0~4.4)	12.6(11.1~14.0)	100
	女性	5.7(3.3~8.2)	54.6(49.8~59.4)	23.9(20.9~26.8)	4.6(3.2~5.9)	3.0(1.9~4.2)	8.1(6.4~9.9)	100
	城乡							
	城市	4.3(3.2~5.3)	51.8(48.3~55.2)	23.7(20.8~26.5)	4.0(3.0~4.9)	3.3(2.5~4.1)	13.1(11.2~14.9)	100
	农村	5.7(4.0~7.4)	54.7(50.6~58.8)	21.4(19.1~23.7)	3.7(2.8~4.6)	3.7(3.0~4.5)	10.7(9.0~12.4)	100

学校类型	人口学特征	不到10元	10~19元	20~29元	30~39元	40~49元	50元及以上	合计
初中	合计	6.3(3.8~8.8)	52.9(48.6~57.3)	20.4(17.5~23.3)	3.8(2.8~4.8)	3.1(2.2~4.0)	13.5(11.3~15.6)	100
	性别							
	男性	5.8(3.8~7.8)	50.7(46.1~55.4)	20.8(17.5~24.1)	4.1(2.9~5.2)	3.1(2.1~4.1)	15.5(12.8~18.2)	100
	女性	7.5(3.1~11.9)	58.9(52.6~65.1)	19.2(15.1~23.4)	3.2(1.8~4.7)	3.2(1.4~4.9)	8.0(5.3~10.7)	100
	城乡							
	城市	6.2(3.7~8.8)	48.0(41.4~54.6)	23.0(17.8~28.3)	3.9(2.4~5.4)	3.0(1.7~4.2)	15.9(12.3~19.5)	100
	农村	6.3(2.7~9.8)	55.5(49.8~61.2)	19.0(15.6~22.5)	3.8(2.5~5.1)	3.2(2.0~4.3)	12.2(9.5~14.9)	100
	年级							
	初一	10.0(2.5~17.5)	51.0(42.2~59.9)	19.3(13.4~25.2)	4.7(2.5~6.9)	4.4(1.7~7.1)	10.5(7.0~14.0)	100
	初二	5.4(3.5~7.3)	54.6(48.4~60.7)	18.9(14.3~23.5)	3.9(2.4~5.4)	2.9(1.4~4.4)	14.3(10.8~17.7)	100
	初三	5.3(3.2~7.5)	52.5(47.5~57.6)	21.9(18.6~25.2)	3.4(2.1~4.8)	2.7(1.7~3.7)	14.1(11.1~17.2)	100
高中	合计	4.3(3.3~5.4)	53.9(51.1~56.7)	23.6(21.4~25.8)	3.8(3.0~4.6)	3.9(3.1~4.6)	10.5(9.0~11.9)	100
	性别							
	男性	4.5(3.3~5.6)	54.7(51.8~57.6)	22.6(20.2~24.9)	3.4(2.6~4.2)	4.0(3.1~4.9)	10.9(9.4~12.4)	100
	女性	3.7(1.9~5.5)	49.8(44.1~55.5)	29.2(24.9~33.4)	6.1(3.8~8.3)	2.9(1.5~4.4)	8.3(6.2~10.5)	100
	城乡							
	城市	3.3(2.4~4.2)	53.6(50.0~57.2)	24.0(20.9~27.2)	4.0(2.7~5.3)	3.4(2.3~4.5)	11.6(9.5~13.8)	100
	农村	5.2(3.5~7.0)	54.1(49.9~58.4)	23.2(20.3~26.2)	3.7(2.6~4.7)	4.2(3.1~5.3)	9.5(7.6~11.5)	100
	普高							100
	普高一	3.4(2.5~4.3)	49.0(45.4~52.7)	25.7(22.7~28.8)	4.9(3.7~6.1)	4.5(3.3~5.7)	12.4(10.8~14.0)	100
	普高二	3.3(1.8~4.8)	51.9(47.2~56.6)	23.8(19.2~28.5)	7.3(4.8~9.8)	4.0(2.2~5.7)	9.7(7.2~12.3)	100
	普高三	4.9(3.1~6.6)	45.5(40.0~51.1)	27.1(22.4~31.7)	3.2(1.8~4.7)	4.4(2.1~6.8)	14.9(11.3~18.5)	100
	职高	2.2(1.2~3.1)	50.0(45.2~54.8)	26.0(21.9~30.1)	4.7(3.0~6.4)	5.1(2.6~7.5)	12.1(9.5~14.7)	100
	职高一	5.3(3.5~7.0)	58.6(54.2~63.0)	21.6(18.5~24.6)	2.7(1.7~3.7)	3.2(2.1~4.3)	8.7(6.3~11.1)	100
	职高二	4.2(1.9~6.4)	64.3(59.1~69.5)	19.3(16.0~22.7)	2.4(1.0~3.8)	2.2(0.7~3.7)	7.6(4.6~10.6)	100
	职高三	5.7(3.7~7.7)	57.8(50.4~65.3)	19.2(15.4~23.0)	4.0(1.8~6.2)	4.2(2.3~6.1)	9.1(5.3~12.8)	100

附表 4-6-1　中学生过去 30 天内在电视 / 广播 / 互联网 / 户外广告牌等媒体接触到控烟信息的比例

单位：%

学校类型	人口学特征	合计	城市	农村
总计	合计	65.7(64.7~66.7)	68.5(67.1~69.9)	63.1(61.7~64.6)
	性别			
	男生	65.8(64.7~66.9)	68.8(67.2~70.3)	63.1(61.7~64.5)
	女生	65.6(64.5~66.6)	68.2(66.9~69.6)	63.2(61.7~64.7)
	吸烟状态			
	现在吸烟者	55.2(53.3~57.0)	58.6(56.2~61.0)	52.9(50.4~55.3)
	现在非吸烟者	66.2(65.2~67.2)	69.0(67.6~70.4)	63.7(62.3~65.1)

续表

学校类型	人口学特征	合计	城市	农村
初中	合计	66.2（65.1~67.2）	69.1（67.4~70.7）	63.6（62.2~65.0）
	性别			
	男生	66.6（65.4~67.8）	69.7（67.8~71.6）	64.0（62.4~65.5）
	女生	65.6（64.6~66.7）	68.4（66.8~69.9）	63.2（61.7~64.7）
	吸烟状态			
	现在吸烟者	53.3（51.0~55.7）	56.5（53.6~59.5）	51.8（48.7~54.8）
	现在非吸烟者	66.6（65.6~67.7）	69.4（67.7~71.0）	64.2（62.8~65.5）
	年级			
	初一	64.2（63.0~65.5）	67.2（65.4~69.0）	61.6（59.8~63.3）
	初二	68.0（66.7~69.3）	70.7（69.0~72.4）	65.6（63.6~67.6）
	初三	66.3（65.0~67.6）	69.3（67.2~71.5）	63.7（62.1~65.3）
高中	合计	65.0（63.7~66.4）	67.8（66.4~69.3）	62.5（60.4~64.6）
	性别			
	男生	64.6（63.1~66.0）	67.6（65.9~69.3）	61.9（59.8~64.0）
	女生	65.5（64.1~66.9）	68.1（66.5~69.7）	63.1（60.9~65.3）
	吸烟状态			
	现在吸烟者	56.4（54.1~58.7）	59.6（56.7~62.5）	53.8（50.5~57.1）
	现在非吸烟者	65.6（64.3~67.0）	68.4（66.9~69.9）	63.1（61.1~65.2）
	普高	65.0（63.6~66.5）	68.0（66.7~69.3）	62.4（60.0~64.9）
	普高一	65.4（63.7~67.1）	69.2（67.7~70.7）	62.1（59.2~64.9）
	普高二	65.3（63.6~67.0）	67.9（66.3~69.4）	63.0（60.1~65.9）
	普高三	64.4（62.7~66.1）	66.7（64.9~68.5）	62.3（59.7~65.0）
	职高	65.0（62.9~67.1）	67.5（64.7~70.3）	62.6（59.8~65.3）
	职高一	63.4（60.5~66.3）	66.4（62.1~70.7）	60.6（57.1~64.1）
	职高二	67.0（64.2~69.8）	69.2（65.8~72.7）	64.9（60.7~69.1）
	职高三	64.7（62.4~67.0）	67.0（64.2~69.9）	62.6（59.1~66.0）

附表 4-6-2　中学生过去 12 个月内在课堂上学习过烟草使用导致具体健康
危害知识的比例

单位：%

学校类型	人口学特征	合计	城市	农村
总计	合计	47.5（46.1~48.8）	49.0（47.0~51.1）	46.1（44.3~47.9）
	性别			
	男生	47.1（45.8~48.4）	49.1（47.0~51.3）	45.3（43.7~46.9）
	女生	47.9（46.4~49.3）	48.9（46.9~51.0）	46.9（44.8~49.1）
	吸烟状态			
	现在吸烟者	43.5（41.6~45.3）	46.5（43.9~49.1）	41.4（38.9~44.0）
	现在非吸烟者	47.7（46.3~49.0）	49.2（47.1~51.2）	46.3（44.5~48.1）

续表

学校类型	人口学特征	合计	城市	农村
初中	合计	48.3（46.9~49.7）	50.0（47.5~52.4）	46.8（45.1~48.5）
	性别			
	男生	48.2（46.7~49.6）	50.4（47.8~53.0）	46.2（44.6~47.8）
	女生	48.5（46.9~50.0）	49.5（47.1~51.9）	47.5（45.5~49.6）
	吸烟状态			
	现在吸烟者	41.0（38.6~43.4）	43.8（39.9~47.8）	39.6（36.7~42.5）
	现在非吸烟者	48.6（47.1~50.1）	50.2（47.7~52.7）	47.1（45.4~48.9）
	年级			
	初一	46.3（44.6~48.0）	49.1（46.5~51.8）	43.8（41.6~46.1）
	初二	49.5（47.7~51.3）	50.8（48.1~53.6）	48.3（45.9~50.7）
	初三	49.2（47.4~51.0）	50.0（47.0~53.0）	48.5（46.3~50.7）
高中	合计	46.3（44.6~48.1）	47.8（45.5~50.0）	45.0（42.5~47.6）
	性别			
	男生	45.6（43.9~47.3）	47.4（45.1~49.6）	44.0（41.5~46.4）
	女生	47.1（45.2~49.1）	48.2（45.8~50.6）	46.1（43.1~49.2）
	吸烟状态			
	现在吸烟者	45.2（42.4~47.9）	47.8（44.5~51.1）	43.0（38.9~47.1）
	现在非吸烟者	46.4（44.7~48.1）	47.7（45.5~50.0）	45.2（42.6~47.8）
	普高	44.1（42.2~46.0）	46.4（44.5~48.2）	42.1（38.9~45.3）
	普高一	44.7（42.8~46.6）	47.1（44.8~49.3）	42.6（39.6~45.6）
	普高二	43.5（41.2~45.7）	45.4（43.4~47.3）	41.8（37.9~45.6）
	普高三	44.1（41.6~46.6）	46.6（43.9~49.2）	41.9（37.8~46.0）
	职高	51.7（49.2~54.2）	51.1（47.1~55.0）	52.3（49.1~55.5）
	职高一	51.2（48.0~54.3）	49.9（44.4~55.4）	52.4（48.9~55.9）
	职高二	53.7（50.6~56.8）	53.2（49.4~57.0）	54.2（49.3~59.1）
	职高三	50.2（47.0~53.3）	50.2（45.1~55.2）	50.1（46.3~54.0）

附表 4-6-3　中学生过去 30 天内在电视 / 录像 / 视频 / 电影中看到有人吸烟的比例　　　　单位：%

学校类型	人口学特征	合计	城市	农村
总计	合计	65.9（65.2~66.7）	64.3（63.3~65.3）	67.3（66.2~68.4）
	性别			
	男生	70.9（70.0~71.7）	69.4（68.2~70.6）	72.1（70.8~73.4）
	女生	60.3（59.5~61.1）	58.6（57.5~59.7）	61.8（60.7~63.0）
	吸烟状态			
	现在吸烟者	79.2（77.8~80.5）	78.7（76.9~80.6）	79.5（77.6~81.3）
	现在非吸烟者	65.1（64.4~65.9）	63.6（62.6~64.6）	66.5（65.4~67.6）

续表

学校类型	人口学特征	合计	城市	农村
初中	合计	63.8(62.8~64.8)	61.7(60.4~63.1)	65.5(64.1~66.9)
	性别			
	男生	68.2(67.1~69.3)	66.5(65.3~67.8)	69.6(67.9~71.4)
	女生	58.5(57.5~59.6)	56.1(54.4~57.8)	60.6(59.2~62.0)
	吸烟状态			
	现在吸烟者	78.4(76.2~80.6)	76.3(73.5~79.2)	79.4(76.4~82.4)
	现在非吸烟者	63.2(62.2~64.1)	61.3(59.9~62.6)	64.8(63.3~66.3)
	年级			
	初一	60.4(59.1~61.6)	58.8(57.1~60.5)	61.7(59.9~63.5)
	初二	64.6(63.3~65.9)	62.5(61.0~64.0)	66.4(64.3~68.6)
	初三	66.4(65.2~67.6)	64.0(62.2~65.8)	68.4(66.8~70.0)
高中	合计	68.8(67.9~69.7)	67.7(66.3~69.1)	69.8(68.7~70.9)
	性别			
	男生	74.6(73.3~75.8)	73.3(71.1~75.5)	75.7(74.6~76.8)
	女生	62.5(61.6~63.5)	61.6(60.4~62.8)	63.4(61.9~64.9)
	吸烟状态			
	现在吸烟者	79.7(78.2~81.2)	80.0(77.6~82.3)	79.5(77.6~81.4)
	现在非吸烟者	67.9(67.0~68.8)	66.8(65.4~68.2)	68.9(67.7~70.0)
	普高	67.9(67.0~68.8)	66.8(65.5~68.0)	68.9(67.7~70.1)
	普高一	67.6(66.6~68.6)	66.1(64.5~67.7)	69.0(67.7~70.2)
	普高二	68.9(67.6~70.1)	68.1(66.5~69.7)	69.6(67.7~71.5)
	普高三	67.2(65.9~68.4)	66.0(64.2~67.8)	68.1(66.3~70.0)
	职高	70.8(68.8~72.8)	69.7(66.7~72.8)	71.8(69.4~74.2)
	职高一	72.6(70.9~74.3)	72.6(70.4~74.9)	72.6(70.0~75.1)
	职高二	69.6(65.5~73.8)	66.7(59.9~73.5)	72.4(68.3~76.6)
	职高三	69.8(67.1~72.5)	69.4(65.6~73.2)	70.1(66.2~74.0)

附表 4-6-4　中学生看到烟草产品营销的比例　　　　　　单位：%

学校类型	人口学特征	烟草零售店[*]	互联网[*]	被烟草公司工作人员提供免费烟草产品[**]
总计	合计	39.7(39.0~40.4)	20.3(19.9~20.8)	2.2(2.1~2.4)
	性别			
	男生	37.7(36.8~38.5)	21.1(20.6~21.6)	2.8(2.6~3.0)
	女生	42.5(41.5~43.5)	19.5(19.0~20.0)	1.6(1.4~1.7)
	吸烟状态			
	现在吸烟者	37.4(36.0~38.9)	28.3(27.0~29.6)	7.0(5.9~8.1)
	现在非吸烟者	40.1(39.3~40.9)	19.9(19.4~20.3)	2.0(1.8~2.1)
	城乡			
	城市	40.5(39.4~41.5)	19.9(19.4~20.5)	2.2(2.0~2.4)
	农村	39.1(38.0~40.1)	20.7(20.1~21.3)	2.3(2.0~2.5)

续表

学校类型	人口学特征	烟草零售店 *	互联网 *	被烟草公司工作人员提供 免费烟草产品 **
初中	合计	41.1(40.1~42.1)	19.9(19.3~20.4)	2.0(1.8~2.2)
	性别			
	男生	39.0(37.8~40.2)	20.6(20.0~21.3)	2.5(2.2~2.7)
	女生	43.9(42.7~45.2)	19.0(18.3~19.6)	1.5(1.3~1.6)
	吸烟状态			
	现在吸烟者	42.5(39.9~45.1)	32.0(30.1~34.0)	7.1(5.7~8.5)
	现在非吸烟者	41.0(40.0~42.1)	19.3(18.8~19.9)	1.8(1.6~2.0)
	城乡			
	城市	42.3(40.8~43.8)	19.1(18.4~19.7)	2.0(1.7~2.2)
	农村	40.1(38.8~41.5)	20.6(19.7~21.5)	2.0(1.8~2.3)
	年级			
	初一	40.9(39.0~42.7)	18.6(17.8~19.3)	1.9(1.6~2.2)
	初二	42.4(41.1~43.7)	20.1(19.3~20.9)	2.0(1.8~2.2)
	初三	40.1(38.5~41.7)	20.8(20.0~21.6)	2.1(1.8~2.3)
高中	合计	38.2(37.3~39.2)	20.9(20.4~21.4)	2.5(2.3~2.8)
	性别			
	男生	36.2(35.2~37.2)	21.8(21.1~22.5)	3.4(3.0~3.7)
	女生	40.9(39.6~42.3)	20.0(19.4~20.7)	1.7(1.5~1.9)
	吸烟状态			
	现在吸烟者	34.3(32.5~36.1)	25.9(24.3~27.5)	6.9(5.5~8.4)
	现在非吸烟者	39.1(38.0~40.2)	20.5(20.0~21.0)	2.2(2.0~2.4)
	城乡			
	城市	38.6(37.5~39.7)	20.9(20.2~21.7)	2.6(2.2~2.9)
	农村	37.9(36.4~39.4)	20.9(20.2~21.6)	2.5(2.2~2.8)
	普高	37.6(36.6~38.6)	19.4(18.8~20.0)	2.1(1.9~2.3)
	普高一	39.9(38.3~41.5)	18.9(18.2~19.7)	1.8(1.6~2.1)
	普高二	37.7(36.1~39.2)	19.7(18.9~20.5)	2.1(1.9~2.4)
	普高三	35.1(33.6~36.6)	19.5(18.6~20.5)	2.3(2.0~2.6)
	职高	39.5(37.8~41.2)	24.4(23.4~25.5)	3.7(3.0~4.4)
	职高一	39.6(36.5~42.7)	24.2(22.7~25.7)	3.1(2.3~3.9)
	职高二	38.3(35.8~40.9)	24.5(22.4~26.6)	3.4(2.4~4.4)
	职高三	40.7(38.0~43.4)	24.8(23.2~26.3)	4.7(3.5~5.9)

注:* 在去过烟草零售店或使用过互联网的中学生中;** 在所有中学生中。

附表 4-7-1　中学生认为开始吸烟后很难戒断的比例　　　　　　　　单位：%

学校类型	人口学特征	肯定不难	可能不难	可能难	肯定难	合计
总计	合计	7.9(7.6~8.2)	11.6(11.4~11.9)	44.8(44.3~45.3)	35.7(35.1~36.2)	100
	性别					
	男生	10.5(10.1~10.9)	12.2(11.9~12.6)	40.2(39.6~40.8)	37.1(36.3~37.8)	100
	女生	5.0(4.8~5.2)	11.0(10.6~11.3)	49.9(49.4~50.5)	34.1(33.5~34.7)	100
	吸烟状态					
	现在吸烟者	16.1(14.8~17.3)	23.3(22.2~24.4)	35.5(34.3~36.7)	25.1(23.7~26.6)	100
	现在非吸烟者	7.4(7.1~7.7)	11.0(10.8~11.3)	45.3(44.8~45.9)	36.2(35.7~36.8)	100
	城乡					
	城市	7.5(7.1~7.8)	11.1(10.7~11.4)	44.7(43.9~45.4)	36.8(36.0~37.6)	100
	农村	8.3(7.8~8.8)	12.1(11.8~12.5)	44.9(44.3~45.6)	34.6(33.9~35.4)	100
初中	合计	7.8(7.5~8.2)	10.4(10.1~10.8)	42.9(42.3~43.5)	38.8(38.1~39.5)	100
	性别					
	男生	10.0(9.5~10.5)	10.6(10.2~11.0)	37.9(37.1~38.7)	41.5(40.6~42.4)	100
	女生	5.3(5.0~5.7)	10.3(9.9~10.6)	48.6(48.0~49.3)	35.8(35.0~36.5)	100
	吸烟状态					
	现在吸烟者	15.8(14.0~17.5)	23.2(21.4~25.0)	33.4(31.3~35.4)	27.6(25.4~29.9)	100
	现在非吸烟者	7.5(7.2~7.8)	10.0(9.7~10.2)	43.3(42.7~43.9)	39.3(38.6~40.0)	100
	城乡					
	城市	7.2(6.8~7.6)	9.7(9.3~10.2)	43.3(42.4~44.1)	39.8(38.8~40.8)	100
	农村	8.4(7.8~9.0)	11.1(10.7~11.5)	42.6(41.7~43.4)	38.0(37.0~38.9)	100
	年级					
	初一	8.0(7.5~8.5)	8.8(8.4~9.1)	40.9(40.0~41.8)	42.4(41.5~43.2)	100
	初二	7.8(7.3~8.3)	10.8(10.3~11.3)	43.4(42.4~44.3)	38.0(36.9~39.0)	100
	初三	7.6(7.1~8.1)	11.9(11.4~12.3)	44.6(43.5~45.6)	35.9(34.9~37.0)	100
高中	合计	8.0(7.5~8.4)	13.2(12.9~13.6)	47.5(46.8~48.2)	31.3(30.6~32.1)	100
	性别					
	男生	11.2(10.6~11.8)	14.5(14.0~15.0)	43.5(42.7~44.4)	30.8(29.9~31.7)	100
	女生	4.6(4.3~4.9)	11.9(11.4~12.3)	51.6(50.8~52.5)	31.9(31.1~32.8)	100
	吸烟状态					
	现在吸烟者	16.3(14.6~17.9)	23.3(21.9~24.7)	37.0(35.5~38.5)	23.4(21.8~25.0)	100
	现在非吸烟者	7.3(6.9~7.7)	12.5(12.2~12.8)	48.3(47.5~49.0)	31.9(31.2~32.7)	100

续表

学校类型	人口学特征	肯定不难	可能不难	可能难	肯定难	合计
高中	城乡					
	城市	7.8(7.2~8.4)	12.9(12.4~13.4)	46.6(45.5~47.7)	32.7(31.6~33.8)	100
	农村	8.1(7.5~8.8)	13.5(13.1~14.0)	48.2(47.4~49.0)	30.1(29.2~31.0)	100
	普高	6.4(6.1~6.8)	12.5(12.1~12.9)	49.5(48.9~50.1)	31.6(31.0~32.3)	100
	普高一	6.1(5.6~6.6)	11.5(10.9~12.1)	49.7(48.8~50.6)	32.7(31.9~33.6)	100
	普高二	6.5(6.0~6.9)	13.4(12.8~14.0)	50.0(49.1~50.9)	30.2(29.2~31.1)	100
	普高三	6.8(6.2~7.4)	12.6(11.9~13.3)	48.7(47.8~49.6)	32.0(30.9~33.1)	100
	职高	11.7(10.7~12.8)	15.1(14.3~15.8)	42.6(41.2~43.9)	30.6(29.0~32.2)	100
	职高一	10.6(9.5~11.6)	14.9(13.6~16.2)	43.3(41.8~44.8)	31.2(29.2~33.3)	100
	职高二	11.4(9.4~13.5)	14.6(13.4~15.9)	41.9(39.4~44.3)	32.1(28.7~35.5)	100
	职高三	13.6(11.6~15.7)	15.7(14.6~16.8)	42.4(40.4~44.5)	28.2(26.6~29.8)	100

附表 4-7-2　中学生父母吸烟状况分布　　　　　　　　　单位：%

学校类型	人口学特征	父母两个都不吸	父母两个都吸	只有父亲吸	只有母亲吸	不知道	合计
总计	合计	45.2(44.2~46.2)	2.1(1.9~2.3)	50.4(49.5~51.4)	0.5(0.4~0.5)	1.8(1.7~1.9)	100
	性别						
	男生	45.3(44.3~46.3)	2.0(1.9~2.2)	50.0(49.0~50.9)	0.5(0.5~0.6)	2.1(2.0~2.3)	100
	女生	45.0(43.9~46.1)	2.2(2.0~2.4)	50.9(49.9~51.9)	0.4(0.4~0.5)	1.5(1.3~1.6)	100
	吸烟状态						
	现在吸烟者	29.9(28.3~31.4)	5.2(4.4~6.0)	60.7(58.8~62.6)	1.3(1.0~1.6)	2.9(2.4~3.5)	100
	现在非吸烟者	46.0(45.0~47.0)	2.0(1.8~2.1)	49.9(48.9~50.8)	0.4(0.4~0.5)	1.8(1.6~1.9)	100
	城乡						
	城市	46.3(45.0~47.6)	2.3(2.1~2.5)	49.1(47.9~50.4)	0.5(0.4~0.6)	1.8(1.6~1.9)	100
	农村	44.2(42.7~45.6)	1.9(1.7~2.2)	51.6(50.2~52.9)	0.4(0.4~0.5)	1.9(1.7~2.1)	100
初中	合计	46.0(44.8~47.3)	2.1(1.9~2.3)	49.4(48.2~50.6)	0.5(0.4~0.5)	2.0(1.9~2.1)	100
	性别						
	男生	46.0(44.7~47.4)	2.0(1.8~2.3)	49.1(47.8~50.3)	0.5(0.4~0.6)	2.4(2.2~2.5)	100
	女生	46.0(44.7~47.4)	2.2(2.0~2.5)	49.8(48.5~51.0)	0.4(0.3~0.5)	1.6(1.4~1.7)	100

续表

学校类型	人口学特征	父母两个都不吸	父母两个都吸	只有父亲吸	只有母亲吸	不知道	合计
初中	吸烟状态						
	现在吸烟者	27.9(25.7~30.0)	5.2(4.0~6.4)	62.2(59.9~64.4)	1.5(1.0~1.9)	3.3(2.5~4.1)	100
	现在非吸烟者	46.7(45.5~48.0)	2.0(1.8~2.2)	48.9(47.7~50.1)	0.4(0.4~0.5)	1.9(1.8~2.1)	100
	城乡						
	城市	47.6(45.9~49.4)	2.3(2.1~2.5)	47.6(45.9~49.3)	0.5(0.4~0.6)	2.0(1.8~2.2)	100
	农村	44.6(42.8~46.5)	2.0(1.6~2.3)	51.0(49.3~52.6)	0.4(0.4~0.5)	2.0(1.8~2.2)	100
	年级						
	初一	46.9(45.5~48.2)	2.1(1.9~2.4)	48.4(47.2~49.7)	0.5(0.4~0.6)	2.1(1.9~2.3)	100
	初二	45.6(44.2~47.1)	2.2(1.9~2.4)	49.7(48.3~51.1)	0.4(0.3~0.5)	2.1(1.8~2.3)	100
	初三	45.6(44.1~47.1)	2.1(1.9~2.3)	50.1(48.7~51.5)	0.4(0.4~0.5)	1.8(1.6~2.0)	100
高中	合计	44.0(43.1~44.9)	2.1(1.9~2.3)	51.8(51.0~52.7)	0.5(0.4~0.6)	1.6(1.4~1.8)	100
	性别						
	男生	44.3(43.4~45.2)	2.1(1.9~2.2)	51.3(50.3~52.2)	0.5(0.4~0.6)	1.9(1.7~2.1)	100
	女生	43.7(42.6~44.7)	2.1(1.9~2.3)	52.5(51.4~53.5)	0.4(0.4~0.5)	1.3(1.1~1.5)	100
	吸烟状态						
	现在吸烟者	31.2(29.4~33.1)	5.2(4.2~6.1)	59.8(57.2~62.3)	1.1(0.8~1.5)	2.7(1.9~3.4)	100
	现在非吸烟者	44.9(44.0~45.8)	1.9(1.7~2.0)	51.3(50.4~52.1)	0.4(0.4~0.5)	1.5(1.3~1.7)	100
	城乡						
	城市	44.4(43.3~45.6)	2.4(2.1~2.6)	51.2(50.0~52.3)	0.5(0.4~0.6)	1.5(1.3~1.7)	100
	农村	43.6(42.3~44.8)	1.8(1.6~2.1)	52.4(51.1~53.7)	0.5(0.4~0.5)	1.7(1.4~2.0)	100
	普高	45.7(44.6~46.8)	1.9(1.7~2.0)	50.7(49.7~51.8)	0.4(0.3~0.4)	1.3(1.2~1.4)	100
	普高一	45.9(44.7~47.2)	1.9(1.7~2.1)	50.6(49.3~51.8)	0.3(0.2~0.4)	1.3(1.1~1.5)	100
	普高二	45.2(43.9~46.5)	2.0(1.8~2.3)	51.1(49.8~52.4)	0.4(0.3~0.5)	1.2(1.0~1.4)	100
	普高三	46.0(44.8~47.2)	1.7(1.5~1.8)	50.6(49.4~51.8)	0.4(0.3~0.5)	1.3(1.1~1.5)	100
	职高	39.8(38.4~41.2)	2.6(2.3~3.0)	54.5(52.9~56.1)	0.7(0.6~0.9)	2.3(1.7~3.0)	100
	职高一	38.9(37.1~40.7)	2.6(2.1~3.0)	55.5(53.8~57.3)	0.6(0.4~0.8)	2.4(1.7~3.2)	100
	职高二	40.8(38.3~43.3)	2.6(2.0~3.1)	54.2(51.5~56.8)	0.7(0.5~1.0)	1.8(1.3~2.3)	100
	职高三	40.0(37.8~42.1)	2.9(2.2~3.5)	53.5(50.7~56.3)	0.9(0.5~1.3)	2.8(1.4~4.2)	100

附表 4-7-3   中学生好朋友吸烟状况分布   单位：%

学校类型	人口学特征	都不吸烟	有人吸烟	大部分吸烟	全部吸烟	合计
总计	合计	69.0(67.7~70.2)	27.5(26.4~28.5)	2.9(2.7~3.1)	0.7(0.6~0.8)	100
	性别					
	男生	61.6(60.1~63.2)	33.1(31.8~34.3)	4.2(3.9~4.5)	1.1(1.0~1.3)	100
	女生	77.1(76.0~78.2)	21.3(20.2~22.3)	1.4(1.3~1.5)	0.2(0.2~0.3)	100
	吸烟状态					
	现在吸烟者	9.2(8.1~10.3)	55.3(53.8~56.8)	27.7(26.2~29.1)	7.8(7.0~8.6)	100
	现在非吸烟者	72.1(71.0~73.2)	26.0(24.9~27.0)	1.6(1.5~1.7)	0.3(0.3~0.4)	100
	城乡					
	城市	71.6(70.1~73.2)	25.2(23.9~26.5)	2.5(2.3~2.8)	0.6(0.5~0.7)	100
	农村	66.6(64.7~68.5)	29.5(27.8~31.1)	3.2(2.9~3.5)	0.8(0.7~0.9)	100
初中	合计	77.6(76.1~79.1)	20.0(18.7~21.2)	2.0(1.7~2.2)	0.5(0.4~0.6)	100
	性别					
	男生	73.4(71.6~75.2)	23.3(21.8~24.8)	2.5(2.2~2.8)	0.8(0.6~0.9)	100
	女生	82.3(81.1~83.6)	16.2(15.1~17.2)	1.3(1.1~1.5)	0.2(0.1~0.2)	100
	吸烟状态					
	现在吸烟者	13.3(11.7~15.0)	54.6(52.6~56.6)	24.3(22.5~26.1)	7.9(6.7~9.1)	100
	现在非吸烟者	80.0(78.7~81.2)	18.7(17.5~19.8)	1.2(1.0~1.3)	0.2(0.2~0.3)	100
	城乡					
	城市	80.9(79.1~82.8)	17.3(15.7~18.9)	1.4(1.2~1.6)	0.4(0.3~0.5)	100
	农村	74.6(72.3~76.8)	22.4(20.5~24.2)	2.5(2.1~2.8)	0.6(0.5~0.7)	100
	年级					
	初一	84.7(83.4~85.9)	13.8(12.7~14.9)	1.2(1.0~1.4)	0.3(0.2~0.4)	100
	初二	77.3(75.4~79.1)	20.3(18.7~21.9)	1.9(1.7~2.2)	0.5(0.4~0.6)	100
	初三	70.3(68.3~72.3)	26.3(24.6~27.9)	2.8(2.4~3.2)	0.7(0.5~0.8)	100
高中	合计	57.3(55.9~58.6)	37.6(36.5~38.8)	4.1(3.8~4.5)	1.0(0.8~1.1)	100
	性别					
	男生	44.9(43.1~46.8)	46.9(45.4~48.3)	6.6(6.0~7.2)	1.6(1.4~1.9)	100
	女生	70.3(68.9~71.7)	27.9(26.6~29.2)	1.5(1.3~1.7)	0.3(0.2~0.4)	100

续表

学校类型	人口学特征	都不吸烟	有人吸烟	大部分吸烟	全部吸烟	合计
高中	吸烟状态					
	现在吸烟者	6.4(4.9~7.9)	55.8(53.5~58.0)	30.0(28.1~32.0)	7.8(6.8~8.8)	100
	现在非吸烟者	61.0(59.8~62.3)	36.3(35.1~37.4)	2.2(2.0~2.4)	0.5(0.4~0.6)	100
	城乡					
	城市	59.1(57.3~61.0)	35.9(34.4~37.4)	4.1(3.6~4.6)	0.9(0.7~1.1)	100
	农村	55.6(53.5~57.6)	39.2(37.6~40.9)	4.1(3.7~4.6)	1.1(0.9~1.3)	100
	普高	60.7(59.1~62.4)	35.8(34.4~37.2)	2.8(2.5~3.1)	0.7(0.5~0.8)	100
	普高一	64.6(62.7~66.6)	32.5(30.8~34.2)	2.4(2.0~2.7)	0.5(0.3~0.7)	100
	普高二	59.3(57.4~61.2)	37.1(35.5~38.7)	2.8(2.4~3.2)	0.8(0.5~1.1)	100
	普高三	57.9(55.9~59.8)	38.2(36.5~39.8)	3.2(2.8~3.7)	0.7(0.6~0.9)	100
	职高	48.9(46.1~51.6)	42.0(40.1~44.0)	7.4(6.4~8.3)	1.7(1.4~2.1)	100
	职高一	49.0(45.8~52.1)	43.2(40.6~45.8)	6.1(5.2~7.0)	1.7(1.2~2.2)	100
	职高二	50.4(46.2~54.7)	40.3(37.4~43.2)	7.6(6.0~9.2)	1.7(1.3~2.2)	100
	职高三	46.9(42.8~51.1)	42.5(39.6~45.4)	8.8(7.2~10.4)	1.7(1.2~2.3)	100